海外館藏中醫古籍珍善本輯存（第一編）

第十七册

劉金柱　羅　彬　主編

醫籍考（八）
醫門法律（一）

廣陵書社

醫經醫理類

醫籍考（八）

卷七十六—八十

〔日〕丹波元胤 編寫

醫籍考卷七十六

東都　丹波元胤紹翁　編

方論　五十四

董氏汲小兒斑疹備急方論（書録解題作小兒斑疹論）

書録解題一卷

存

自序曰夫上古之世事質民淳稟氣全粹邪不能干縱有疾病祝由而已雖大人方論尚或未備下逮中古始有巫妨氏者著小兒顱顖經以卜壽夭別死生歷世相援於是小兒方論興焉然在襁褓之時藏府嫩弱脉促未辨痒不知處痛亦

難言秪能啼叫至於變蒸驚風客忤解顱近世巢氏一一明
之然於斑疹欲出證候與傷風相類而畧無辨說致多謬誤
而復醫者不致詳慎或乃虛者下之實者益之疹者汗之風
者温之轉生諸疾遂致夭斃噓可歎也今採摭經効祕方詳
明證候通爲壹卷目之曰斑疹備急方非敢謂有補於後世
意欲傳諸好事者庶幾鞠育之義存焉東平董汲及之序
孫準序曰世之人有得一奇方可以十全愈疾者恐恐然惟
慮藏之不密或知之而使其藥之不神也其亦陋矣夫藥
之能愈病如得人人而告之使無夭横各盡其天年以終此
亦仁術也吾友董及之少舉進士不第急於養親一日盡棄

其學、而從事於醫、然醫亦非鄙術矣、古之人未嘗不能之、如張仲景、陶隱居、葛洪、孫思邈、皆名於後世、但昧者爲之、至於異貴賤、別貧富、自鄙其學、君子不貴也、及之則不然、凡人之疾苦、如己有之、其往來病者之家、雖祁寒大暑、未嘗少憚、至於貧者、或昏夜自惠薪粲、以周其乏者多矣、他日攜小兒斑疹方一帙見過、求序於余、因爲引其略、亦使見及之之所存、知世之有奇方、可以療疾者、不足貴也、如此、東平十柳居士孫準平甫序、

錢乙後序曰、余平生刻意方藥、察脉按證、雖有定法、而探源應變、自謂妙出意表、蓋脉難以消息求、證不可言語取者、襁

褓之嬰孩、提之童尤甚焉、故專一爲業、垂肆拾年、因緣遭遇、供奉禁掖、累有薄效、誤被恩寵、然小兒之疾、陰陽癇爲最大、而醫所覃思、經有備論、至於斑疹之候、蔑然危惡、反驚搐傷寒、貳癇大同、而用藥甚異、投劑小差、悖謬難整、而醫者恬不爲慮、比得告歸里中、廣川及之出方一秩示予、予閱卷而驚歎曰、是予平昔之所究心者、而子乃不言傳而得之、予深嘉及之少年藝術之精、而又愜素所願以授人者、於是輙書卷尾、爲時元祐癸酉拾月丙申日、翰林醫官太醫丞賜紫金魚袋錢乙題、

陳振孫曰、東平董汲及之譔、錢乙元祐癸酉題其末、

謝氏天錫瘄疹證治

書録解題一卷

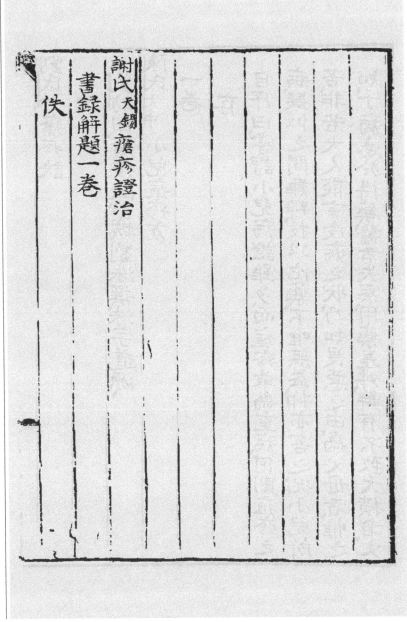

佚

劉氏洙瘡疹訣

佚

劉昉曰瘡疹訣彭城劉洙撰洙字道源

陳氏文中小兒痘疹方

一卷

存

自序曰嘗謂小兒病證雖多而痘疹最爲重病何則痘疹之病疑似之間難辨投以佗藥不唯無益抑亦害之況小兒所苦非若大人能言受病之狀乃知畏惡之由爲父母者惟之知子病急於得藥醫者失察用藥差舛鮮有不致夭横者文

中每思及此、惻然於心、因取家藏已驗之方、集爲一卷、名之曰小兒痘疹方論、刻梓流布、以廣古人活幼之意、顧不題鄉、和安郎判大醫局兼翰林良醫陳文中謹書、

王珪曰、宿州陳君手集嬰幼攝養痘瘡疹方、詳備有法、證有驗、每濟人、一如方所說、今及三十載、起死回生、端如反掌、泰定養生主論

阮桂榮曰、陳文中援黃帝岐伯曰、陽盛陰虛、冰雪不知寒、陰盛陽虛、沸湯不知熱、治之何如、陽盛則補陰、木香散加丁香官桂、陰盛陽虛、異功散加木香當歸、識者詳其陰盛陽盛、一槩俱用熱藥、本非黃岐之經者、類乎實實虛虛、抱薪救火、若

曰皆屬心火、又不可與素問同日而語也、又觀其本方治痰實壯熱、胸滿喘息、大便堅實、用柴胡枳殼湯、亦有大黃、其諸方之用柴胡黑參知母黃芩石膏滑石之類、亦未嘗專於熱藥也、奈何世人喜熱、而畏寒致有陰陽偏盛之患、終不省誤瘡瘍心火之證乎、

朱震亨曰、豆瘡之論、錢氏為詳、歷舉源流經絡、明分表裏虛實、開陳其施治之法、而又證以論辯之言、深得著書垂教之體、今人不知致病之由、不求立方之意、倉卒之際、據證檢方、漫爾一試、設有不應、并其書而廢之、不思之甚也、近因局方之教久行、素問之學不講、抱疾談醫者、類皆喜溫而惡寒、喜

補而惡解利忽得陳氏方論皆燥熱補劑其辭確其文約權然用之翕然信之遂以為錢氏不及陳氏遠矣或曰子以陳氏方為不足歟曰陳氏誠一偏論雖然亦可謂善求病情者其意大率歸重於太陰一經蓋以手太陰屬肺主皮毛也足太陰屬脾主肌肉肺金惡寒而易於感脾胃土惡濕而無物不受觀其用丁香官桂所以治肺之寒也用附朮半夏所以治脾之濕也使其肺果有寒脾果有濕而兼有虛也量而與之中病則止何傷之有今也不然徒見其瘡之出遲者身熱者泄瀉者驚悸者氣急者渴思飲者不問寒熱虛實率投木香散異功散間有偶中隨獲効設或悞投禍不旋踵雖然渴

者用温藥痒塌者用補藥自陳氏發之迥出前輩然其多用桂附丁香等燥熱恐未爲適中也何者桂附丁香輩當有寒而虛固是的當虛而未必寒者其爲害當何如耶陳氏立方之時必有挾寒而豆瘡者其用燥熱補之固其宜也今未挾寒而用一偏之方寧不過於熱乎 格致餘論

熊氏宗立類證陳氏小兒痘疹方論

二卷

存

薛氏己校註陳氏痘疹方

一卷

存

自序曰、嘗謂醫之分析、雖有内外大小之殊、要其理初不異、特在人化裁之耳、至如痘疹癰疽、則尤其相類、而治亦相通爲者、蓋其始而發出、中而成膿、終而收靨、彼此一致、故東垣先生合二者而論之、必皆明托裡疎通和榮衛三法、良有以也、陳氏之書、又以心得發明虚實寒熱、蓋契經旨、而超諸家者矣、觀凉膈散之治實熱、白术散之治虚熱、異功散之治虚寒、木香散之治虚弱、分别表裏、察色辨形、兼得之矣、但已上治法、又須見證便施、若稍延緩、又多致悮、學者不可不知、僕幸私淑先哲、亦時獲驗、敢爲校註重梓、尚多得失、幸同志教

正云、嘉靖庚戌九月吉旦、前奉政大夫太醫院院使後學薛
己謹序、

閩人氏規痘疹論

國史經籍志三卷

存

劉尚義曰、夫痘疹論者、閩人氏規所著也、規素業儒、而久不
得志、以故鋭意于岐黄之術、而爲此書、其説雖出于張從道
百二十篇、然考變分論、因證分治、因治應方、而於病之緩急、
輕重寒濕補瀉攻擊保養、圖下具載、確而當、簡而備、視從道、
尤詳爲、往歲余偶得其抄本、遇痘疹者試之輒効、因訪之醫

家，冀得刋本，而無見者，尋擢御史，遊京師，又博訪之醫與縉紳，而亦無見者，豈元季之亂，而或失耶？夫醫藥以濟其夭死，是書良術，使湮没而不傳，則痘疹之兒，罔藉以生，而閩人氏窮矣。今歲余尹朝邑，因思古人遺愛不可使斬，而嬰孫之殤不可不恤，乃於簿奄之暇，畧爲校正，令剞劂氏刋之縣齋，庶布而傳之，使家得一書，而痘疹者皆藉以生，而閩人氏其延也。但原本殘毁，而字有脱誤，幸有刋本者是正之。旹嘉靖壬寅仲秋六日，前進士汾州劉尚義識。

閩人規後序曰：士生斯世，窮達兩途，孟軻氏有言曰：窮則獨善其身，達則兼善天下。雖然，窮而未達者，能學爲良醫，亦豈

獨善其身而已哉規素著書卷今茲從事俊求嘗謂自昔聖
賢閔生民之疾苦著書立言汗牛充棟曉觀唐孫思邈千金
方其次序深有旨意三十卷之首觀之以婦人嬰孺獲養拯
救之說寧不以生育爲重乎規因念婦人之有乳免小兒之
疾苦惟瘡疹皆不可免而治療之間毫髮一差生死隨異仁
人君子所當審慮者世傳產方之論其利〻也甚博惟小兒
痘瘡諸書止有其大畧倉卒之際何所憑籍爲規輙不揆量
廣求古人之議論證以已所聞見撰成問難八十一篇凡二
卷目曰小兒瘡疹論每施以濟人隨試輙効所活者亦多使
家有是書則豈曰小補之哉此論之成久矣欲鋟諸梓而力

未克遂邇來幸甚獲登綉使煥章吳公門牆一日逌暇因有請言公旣慨然捐金以成其事公之賜豈私於規者實與衆共之若有訛舛跂而正諸以俟同志紹定壬辰仲夏吉攜李待補國學進士聞人規述

丁永榮跋曰余昔守原州得痘疹論于晉汾劉侍御公處取而讀之見其立論製方明白簡易確有源委而凡諸家方說要不出範圍內眞有活幼之良書也旣遷覃懷懼原本失傳乃於簿書之暇校而圖諸梓歲戊申復得海虞陸儼翁所刻全本閱其方附錄之願與天下保嬰兒者共爲讀是書者當自得之其可與覆瓿者例視也耶時嘉靖戊申秋八月吉日

南京户部廣西司員外郎東魯陸村氏丁永榮謹跋

王氏好古斑疹論

一卷

未見

按右見于絳雲樓書目也是園書目、

瘢論萃英

一卷

存

按右收在于杜氏濟生拔粹中未知與斑疹論果爲一書

想是書係其所節抄者青囊雜纂題曰小兒方不著撰人

名氏

朱氏震亨治痘要法

國史經籍志一卷

未見

亡名氏小兒痘疹方

文淵閣書目一部一冊闕

未見

保嬰瘡疹方

文淵閣書目一部一冊闕

未見

袁氏仁痘疹叢書

五卷

存

袁黄序曰余祖世受宋恩戒子孫不得仕元入國朝以法峻刑重猶逡巡未敢出故曾祖菊泉先生生當永樂時資禀穎異學問淵深而自托於醫吾祖怡杏吾父蓡坡皆英敏博洽而不習舉子業吾父始教吾兄弟爲時文應試而余遂登丙戌進士入仕以來遇縉紳諸公嘗慨治痘無奇方而嬰兒横夭予思菊泉翁因徐氏故業　痘疹全書怡杏重爲增輯而蓡坡復從而删訂之是皆出其緒餘以廣濟人之術而其著

論闡幽，繪圖立法，真能發前賢所未發，而闢千古之迷，遂命工繡梓以傳。此書出而治痘者，有準繩矣，嬰兒之命，十可全六七矣。我祖宗之遺惠，不淺矣。嗚呼！東方朔之智，不盡於恢諧也，而傳漢書者，遂以恢諧槩其名。王羲之之學，不盡於筆札也，而慕右軍者，竟以筆札掩其大節。我祖宗之心術行誼，不盡於是也，而後之讀是編者，或指是以稱袁之盛，則誤矣。余謂欲知菊泉者，當觀其所著周易緒言、春秋別傳，欲知怡杏者，當觀春秋或問、華除編年、忠臣自靖錄、智士順天錄，欲知蓑坡者，當觀大易法、毛詩或問、尚書砭蔡編、春秋針胡編，及一螺集等書，庶足以知其槩耳。雖然，遺編種種，皆粗迹也。

心之精華口不能宣而况形之副墨之跡乎、然則未足以知吾祖考也、善學者由粗致精爲可矣、由粗致精、即痘疹一編亦足玩也、是不可不傳矣、趙田逸農袁黄拜手書、

嘉興府志曰、袁仁字良貴、父祥、祖灝、皆有經濟實學、至仁愈邃、謂醫賤業、可以藏身濟人、遂隱於醫、

胡氏璟秘傳痘疹壽嬰集

一卷

存

自序曰、壽夭固有命也、然必莫之致而致者、乃可謂命、苟人事之不盡而徒諉之命、智者如是乎、若夫痘疹之疾、人之壽

夭閼爲自始覺以至收靨各有次序受證之原固有不同而調護之方則有定法循其法而治罔有不生舍其法而不之循未有不殞傷者矣是豈可不盡人事而徒歸之命乎予生子女者十人其卒於痘疹者幾半弘治改元一子二女俱嬰疾於痘予懲前日之殞殤而震恐之不下乃求錢氏諸家痘疹方藥謹循其序而治之重者輕輕者愈不踰月而俱獲安全其所生者固曰有命予則曰前此而歿者未嘗循方而治其亦人事之未盡者乎故深恨之乃輯諸家之爲痘疹者究其原圖其形跡其變各述其方論方藥而彙爲一編將以與我四方之爲人父母者而共覽焉庶或可保嬰孩之壽而全

夭之命也歟弘治辛亥菊月朔旦江東胡璟序

蔡氏維藩痘疹集覽

四卷

未見

小兒痘疹袖金方論

一卷

存

自序曰世不可以無醫醫不可以無傳醫而無傳則亦不可

有傳矣僕少時侍先君子宰滑邑幼弟痘委之庸醫坐視而

殞心切痛之業儒之暇竊願學爲延訪明師捜致古籍指授

參考之餘、似恍然有所得者、因著痘疹集覽四卷、越數年、覺
其汗漫無統、復詳說之、爲痘疹方論一帙、名曰袖金囊、取其
不容什手而貴重之也、凡證之在人、與治之在我者、悉備無
遺、或謂曰、是眞得其所傳者矣、是亦可以傳諸人、予曰、事無
所徵、因以是驗之兩淮、驗之兩畿、宦轍所至、冀之北、湖之南、
又從而驗之、無往弗協、或謂曰、徵而信矣、可弗傳也乎、予曰、
志猶未廣行、將進而驗之天下、可也、然已往而論之、凡其驗、
之所協、皆其跡之所通、今老之將至、而跡未由以通之也、奈
之何哉、或又釋之曰、驗之協者、理之同也、理有未同、雖跡蹤
遍天下、夫何益理、苟同矣、雖半武不出戶、亦何損、君子亦理

而已矣何以跡爲予深以爲然因自叙之以識歲月耳若後世之傳與否吾固不得而知之也正德戊寅上元日東安老牧盱眙蔡維藩書

宋一麟曰近盱眙蔡氏有斑疹小痘大痘一論詳備發千古所未發

鄭大忠曰蔡氏維藩先生執錢陳二子之中謂夏以錢用而値證之大寒則又間用乎陳冬以陳用而遇證之大熱則又間用乎錢得丹溪先生會成達權之意矣

魏氏直博愛心鑑

醫藏目録三卷

存

自序曰竊惟天地以至仁之心惟在萌芽變蚘至微之間其功大矣何嬰孩痘毒易於傷生無貴賤少長罔不患及予不知天也人也然而聖人雖有裁成之能未嘗發其端倪醫家先師各立濟人之方亦未嘗究其得失是以後世醫工莫之攷證予原其的自來者不在天而在人也夫大極者道也化生萬物而人備焉故曰得其秀而最靈受父母氣血而有是形形者氣血之具天地氣化客感而成者此道之體全也天地之陰陽動靜有常此道之用行也人之氣血交感不一此道之變異也甚至氣感情交血凝火涸此變異之極也變異

之極者淫之溢也淫之溢者火也火之涵者毒也毒之中者害也凡有生身遘此毒者人也非天也失在人而不在天也昔先王講究醫禁置爲維尚思患於異類而況人乎哉予嘗慨其不救者遍索名方并無可極之理由是深究人身送毒畜之讐之之義氣血有交會制毒之功陰陽有傳變受毒之害粗知毫末而更屈力傳方折衷加減靡不利其施用自揣告人無言於是博愛心鑑之所作也顧予淺見薄識雖未足以發是證之底蘊寔罄予之初心而亦著我朝列聖愛民之盛意也故不敢自私將傳諸遐邇第恐南北風土移於枳矣剸得我心者體義而行俾天下赤子咸歸於仁壽之域豈不幸

幸哉嘉靖乙酉秋七月浙東桂岩魏直自序

蕭山縣志曰魏直字廷豹能詩以醫聞吳越間治痘疹奇驗著博愛心鑑行於世

高武曰蕭山魏桂岩書立吉凶悔吝圖及多稱大極恐非大易濂溪本志求痘之明爲痘之晦其謂血氣送痘氣則誠是也

汪若源曰夫痘瘡雖貴乎氣血充足然毒輕則易出毒化則發行此自然之理也今觀魏氏方書首尾俱以人參爲主若用於六七日毒化之時及氣虛毒輕者亦有奇效若用之於二三日毒氣方熾諸熱未除之際則必補定毒氣痘瘡反不

起發是閉門逐盜輕則釀成痏毒重則殞身喪命可不慎歟

鄭大忠曰桂岩魏先生立順逆險三例之法著保元方論爲治痘之要領云痘本於氣血治痘急於扶正抑邪又云六日以前解毒中畧加溫補六日以後溫補中畧加解毒則又進於朱蔡二君矣特其始終執用保元則又不脫偏執之弊

張宇傑曰魏桂岩聰慧透竅提綱挈領甚謹嚴矣第於始出圖云見有險證憂虞未可加治使氣血交會之後以保元湯與之編中有升葛參蘇大黃二黃等方而此不曰表實者用發散熱壅者用清涼毒盛者用解瀉而惟俟其氣血交會之後以保元湯與之不幾表實而難出熱甚而悶亂毒盛而斑

狂矣乎，

朱氏惠民博愛心鑑發明全書

三卷

存

朱惠民曰，予旁搜往牒，歷諸名醫家，其所編帙，無慮充棟，求其精而要，簡而明，無出西陵魏氏博愛心鑑全書，即以縣之咸陽市，洵無可增減已。第于陰陽盈虛之理，血氣保元之論，未必人人具法眼，烏能覩者識歸。予故獨行臆見，闡揚奧旨，令先天後天之秘，炳若日星，厥魏氏之涵蓄未露者，遂一燭無遺，爲百千萬襁褓嬰孩植壽命之元，此予之謬爲發明也。聊以

佐鯤氏千慮之一得云

趙氏繼宗痘疹全書

醫藏目録一卷

未見

劉桂曰痘疹自漢以前方書不載至拓拔魏時始有方藥自唐迄宋有董汲錢乙挺然獨出著方立論羽翼聖經最爲有功近時慈谿趙繼宗著小兒痘疹全書板行于世今始讀其序竊謂繼錢乙之後者一人及讀至終篇詳加考究與序大異其書總出六十二方其間喜用紫草蟬殼大力子露蜂房四味如是者九四十六方抑何其偏戾如此耶若小兒氣實

有風邪熱毒者用之可也設使氣虛血虛表裏不實大便自利灰白色頂陷咬牙寒戰等證其可輕用之乎按胡大卿痘疹方論云紫草雖是瘡疹家聖藥然性寒利大腸若大便結者可用又云蟬殼八日之後忌用鼠粘子即大力子有虛寒者禁之按本草圖經云露蜂房味苦鹹氣平有毒主驚癇蠱毒腸痔腫毒風牙等證並不及小兒痘疹趙氏每方用之此用藥之一誤也小兒柔脆弱質前哲用藥恒少劑不過三四錢趙氏動輕用一兩六七錢用藥之二誤也或內虛泄瀉或頭溫足冷或煩渴或腹脹或氣喘或寒戰咬牙此表裏俱虛也趙氏則曰未可便謂之裏虛乃傷食傷冷所致既曰傷食

傷冷泄瀉主治仍用鼠粘子紫草此用藥之三誤也甚至痒塌內虛作瀉氣促者復投寒凉之劑此用藥之四誤也趙氏既云寒戰咬牙脾胃受冷鼠粘子紫草苦參更不忍舍殊不知寒冷大過脾胃清純之義寧無損乎經曰五藏皆稟氣於胃胃者五藏之本胃氣一虛其死可立而待楊仁齋有云諸熱不可驟去宜輕解之蓋痘瘡無熱則不能起發比之種豆值天時暄暖則易生古人用藥審度寒暄推詳運氣苟執一偏之見其誤人也必矣余豈好辯哉亦幼吾幼之意云爾續醫說

胡氏大卿痘疹八十一論

未見

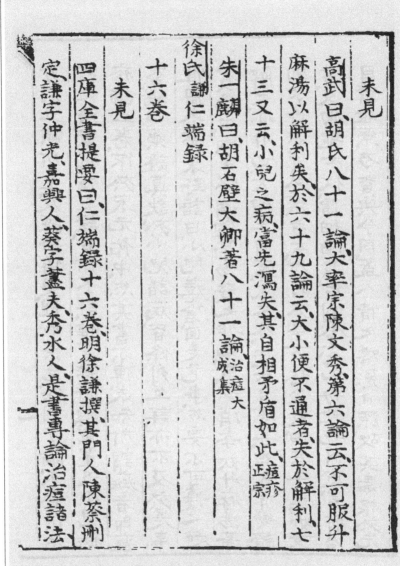

高武曰、胡氏八十一論、大率宗陳文秀、第六論云、不可服升麻湯以解利、失於六十九論云、大小便不通者、失於解利、七十三又云、小兒之病、當先瀉、失其自相矛盾如此、痘疹正宗

朱一麟曰、胡石壁大卿著八十一論、治痘大成集

徐氏謙仁端録

十六卷

未見

四庫全書提要曰、仁端録十六卷、明徐謙撰、其門人陳葵刪定、謙字仲光、嘉興人、葵字藎夫、秀水人、是書專論治痘諸法、

分別五藏所主及經絡傳變觀形察色條列方論末卷附治疹之法案痘瘡之證古所不詳惟書錄解題載董汲小兒斑疹論二卷作於宋元祐中然其書不傳未知所謂斑者即痘否錢乙藥證眞訣於小兒諸病皆條列至詳亦不及於是事惟周密齊東野語曰小兒痘瘡固是危事然要不可擾之趙賓暘曰或多以酒麵等物發之非也或以消毒飲升麻湯等解之亦非也大約在固藏氣之外任其自然耳然或有變證則不得不資於藥云云所列本事方捻金散四君子湯如黃耆及狗蠅七枚擂細酒服治倒靨天花粉蛇蛻同煎羊肝治目翳證藥乃皆與今同蓋人情之嗜慾日深故其毒根於先

來而其發感於時氣自元明以來遂為人生之通病而著方立論者亦自元明以後始詳其間以固元氣為主者謂元氣既盛自能驅毒氣使出以攻毒氣為主者謂毒氣即解始可保元氣無恙於是攻補異途寒溫殊用痘家遂分為兩岐斷斷執門户之見是編獨審證施療無所偏主推原本始備載治驗頗能持兩家之平較之先立成法至於膠柱而鼓瑟者殆不可以道里計矣

汪氏機痘治理辨

一卷

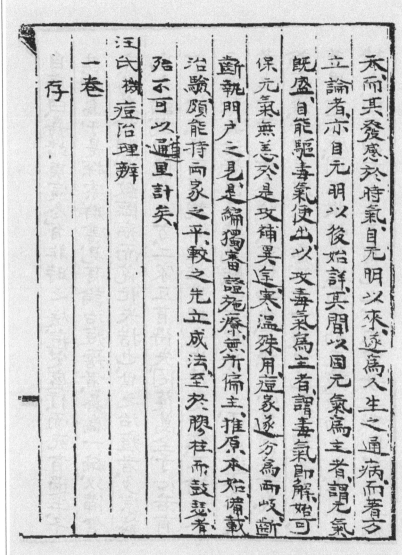

存

自序曰、嘉靖庚寅冬、有非時之煖、痘瘡盛行、而死者過半、予甚憫焉、于是探索群書、見有論治痘瘡者、纂爲一編、以備倉卒、易爲檢閲、免致臨病而荒忙失措也、世之治痘者、多宗錢氏之論、或用陳氏之方、二家互有得失、罔獲萬全、予心若有所未慊者、既而獲覩浙之桂岩魏先生博愛心鑑、其論一本于大極、其治皆出于特見、誠哉、度越乎前人、而超邁乎等夷者也、予昔之所未慊者、兹皆豁然、而慊于心矣、何其幸哉、所論痘瘡、皆原于淫火之毒、只此一語、便見其造理之真到也、蓋男女交感、罔不縱情恣欲、而扇動五藏厥陽之火、五藏之精血、已自孕有火毒、予爲施化、以成男女之形、則兒之五藏百骸莫非火毒所潛伏火與元氣不容兩立殆必待時而發耳所以多感異氣而發者滛欲之火亦異氣也以異感異譬猶火就燥水就濕同類相召寧弗應乎予今所輯以諸家所論列之于前而以魏君之說辨之于後庶得以爲全書而凡諸說之同異得失亦皆瞭然不復爲其所惑矣書成因名之曰痘治理辨刊梨廣布嘉與四方共之按法施治庶或免死于非命也豈忍私之于一家云嘉靖辛卯十一月長至日新安祁門汪機省之序

四庫全書提要曰痘治理辨一卷附方一卷明汪機撰前列諸家治痘方法後引浙中魏氏之說以辨之自序云嘉靖庚

寅痘疹盛行、因探索群書、見有論痘瘡者、纂爲一編、其論痘皆主於火、然痘雖胎火之毒、而虚實異禀、則攻補異宜、又多兼雜證、不可拘以一説也、

痘治附方

一卷

存

汪機曰、附方總一百五十三道、皆前諸論中之所載也、以魏君所定十六方觀之、則一百五十三方、似皆無所用矣、今猶附之篇末、意欲輯爲全書、有論無方、非所以廣見聞也、且臨證施治、亦有便于檢閲、免致爲其所惑爲、

剩

高氏（武）痘疹正宗

醫藏目錄四卷

存

後序曰、世無師曠、韶舞鄭聲並作、而莫辨其邪正、世　陽、
騏驥駑駘同皂、而莫識其駟劣、素問之　矣、又奚性於
偏門正宗之書並存、而人不知所擇哉、醫仁術也、非德薄而
衒其術者所能也、粤自軒岐之後、雖代不乏人、若受由遭矜
能陷鐵者、明哲保身、悟然罔識、不仁其身、為能仁人、余疑史
氏之文勝、以之承醫統、猶不肖子之續先緒也、漢之張仲景
舉孝廉、官長沙太守、因人夭札、惻然興思、著傷寒論以活人

正宗也若作活人書者殆呂姓之亂嬴氏也宗之錢仲陽隱汝陽應仁宗昭明嘗患周痺精醫自療著小兒以幼幼正宗也若製異功散輩者殆牛姓之亂晉室也統宗久絕夫誰能續嘅者金元相繼滑夏二百年不幸之幸乃若易水張潔古東垣李明之古越王海藏金華朱震亨恥食腥膻而衣左衽考槃在澗肆力於醫皆著書立言萬古不磨活人之功固不下於執政者至我聖朝多士多能永樂間吳陵劉宗厚以文學之餘著玉機微義醫經小學傷寒雜病治例弘治間慈溪王節齋以政事之暇著本草集要明醫雜著醫論問答皆本之素問家藏人誦膾炙人口然則張李王朱固張錢宗子而

劉王　發爲宗孫也、至是而譜牒不紊矣、昔者三千之徒莫不聞孔氏之說、而曾氏之傳、獨得其宗、是正宗之難得也、故敢集其議論方法、以廣幼幼之心、嗚呼諸呂　誅、惟宋昌能迎代王爲高帝之子、前此人皆以少帝恒山梁淮山爲苗裔也、三國鼎峙、惟孔明能知先主爲中山靖王之胄、前此人皆以係孫曹操爲英主也、是正宗之難識、愧茲集之僭也妄也、竊謂金石絲竹迭奏者、知其音之不同、奚俟於聰、驊騮跛鱉並馳、不瞽者識其步之遲速、奚俟於明、信茲集又宜也分也、乃若竊附管見、誠聾瞽之言也、因有感、爲復書諸卷尾、嘉靖已未歲孟春望日、四明高武識、

萬氏全痘疹世醫心法

十二卷容齋全書、析為三十二卷、

存

自序曰、家世業醫方脈、悉有異傳、吾奉先子之訓、凡醫者流按圖索驥、未免多岐亡羊也、吾乃本之素難、求之脈經、攻之本草、參之長沙河間東垣丹溪諸家之書、抽關啓鑰、探玄鉤隱、頗得其趣、日録所見、積久成帙、如素問則有淺解、本草則有拾珠、脈訣則有的旨、傷寒則有蠡測、又如醫門摘錦、嬰家秘訣、皆持井蛙之識、梧鼠之能、不敢自售以買咲也、惟痘疹一科、錢氏用凉瀉、陳氏用溫補、立法不同、執偏門之説者、無以自二先生之心、先子爲吾剖析發明、仲陽之用凉瀉、因其煩燥大小便不通也、文中之用温補、因其泄瀉手足冷也、虚則補之、實則瀉之、所謂無伐天和、無翼其勝也、吾謹識之、但遇斑疹、如教施治、多所全活、遍嘆古人立法之善、先子用法之精、非滞隅之能及、於是蒐輯家教、彙成歌括、命曰世醫心法、用壽諸梓、與天下後世共之、庶先子之仁術、與錢陳二家同芳、不徒泯泯已爲耳、先子諱筐、字恭叔、行三、菊軒號也、時嘉靖二十又八年歳己酉冬十二月既生魄、後學楚萬全拜書、

痘疹格致要論

醫藏目録五卷

存

痘疹啓微

未見

按右見于羅田縣志

黄氏廉痘疹全書

十卷

存

自序曰、治痘之要、諸書載之已詳、大抵臨病應變、因時制宜、其用歸于使人正氣不損、邪氣得解而已、後世不知古人立法、一以中和爲貴、曲學偏見、滞于一隅、專行温補者、既昧解毒之劑專用凉藥者，又失中和之旨，妄投藥餌，倖得成功，設遇脉證乖異，時世差殊，惟束手待斃焉耳。其間實實虛虛，令人夭折，未必非醫之咎也。予乃蒐輯先哲診視之法，又先君經驗之方，彙成歌括，序次於後。銅壁山人黃廉序

高武曰：痘疹全書多摭陳文中議論，而於每章之首，又諱前人之名，蓋欲爲己有也。武常見其別書論脉，謂左尺主肝，右尺主腎，又謂傷寒無傳經，乃謂之曰：九原可作，吾將殺長沙，戮叔和，而族滅丹溪，然後快於心。武曰：何也？曰：其方書賊天下後世故也。其人蓋剛愎自是者，猶荀卿謂子思孟軻亂天下也。

按醫官池田柔行晋曰、嘗讀萬密齋痘疹世醫心法、而見其立論之精、知其治療之工、後讀黄廉秘傳經驗痘疹方、其説大似心法、又得吴師古所校萬氏痘疹全書閲之、全與經驗方同、最後得丁鳳痘疹痘科玉函集、亦與經驗方同、王汝綸跋曰、巴蜀龍公湖楚黄公之遺冊未備、既而得秣陵丁竹翁手纂之書、乃知其集黄龍之大成云、更得楚山人痘疹全書、而較諸從前數書、僅有篇目之異爲耳、陸穏序曰、（吳刻以陸序爲萬氏全書之序、誤、）得銅壁山人黄廉弁其方書、授予刻之、保赤全書引其語、亦稱秘傳痘疹、然趙裕所校之書、有山人自序、而陸氏序、先于邢邦經驗序五年、乃知趙氏所校全書者、山人之眞本、而秘傳經驗者、邢氏之所改稱也、嗚呼古人稱山人如此、則萬氏痘疹全書、似襲山人全書、然萬氏全書、與世醫心法符合、其出于一手無疑、且隆慶戊辰萬氏自書碎金賦後曰、嘉靖丙午、予手作小兒及痘疹賦西江月、以教豚犬、至己酉冬、又著痘疹心要、久藏於家、不知有交相傳録者、更剽竊爲己作刋之云、此言先於陸氏序、凡二十八年、而其賦及西江月、皆載于黃氏之書、則山人竊之者明矣、獨陳飛霞幼幼集、以爲萬氏之書、可謂具眼者也、加之山人自序者、亦竊萬氏心法總括論中之文於是手斷爲萬氏眞本矣蓋此書嘉靖丙午萬氏起稿本無題名後自謂彼時見未定信筆草草不欲示人故至己酉冬而更改正補其遺漏題曰痘疹心要也山人竊其稿本而爲己作臨清邢氏改名秘傳經驗痘疹方新安吳氏編入痘疹大全中爲萬氏所著亦曰痘疹全書鶴湄張氏編入密齋全書名曰痘疹片玉皆非萬氏所題之名也若傳紹章校刻丹溪幼科捷徑全書痘疹部亦與痘疹全書同則其襲萬氏之說托之丹溪者可知矣

亡名氏增定痘疹寶鑑

二卷

存

許氏兆禎痘疹筆議

未見

按右見于吴秀醫鏡序、

亡名氏痘綱目

未見

麻書

未見

按右二書見于痘疹大全、

俞氏東皐痘疹危言

未見

按右見于痘疹心印

亡名氏痘疹一班

醫藏目録卷闕

未見

陳氏灕麻疹新書

醫藏目録一卷

未見

亡名氏痘疹攔局

未見

穆氏世錫痧疹辨疑

醫藏目録一卷

未見

吳氏應湯慈幼痘疹說問

醫藏目録十八卷

未見

程氏晨峯經驗痘疹治法

醫藏目録卷闕

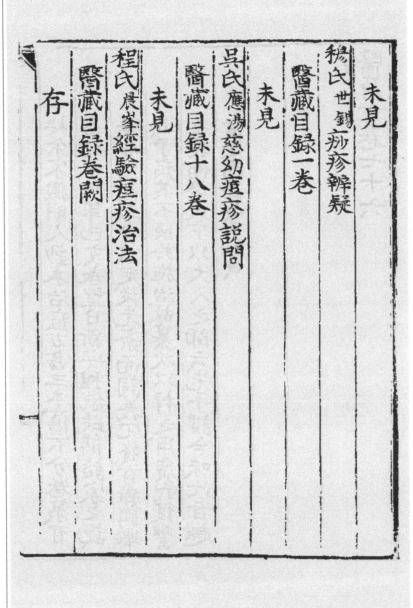

存

桉余家藏明人鈔本治痘方書三本、舊不分卷第、有
嘉靖十八年已亥春望日新安程銑跋稱諸家之説、
是非淆而取舍不定、後先紊而詞義冗贅、有難儔舉
者、予病其不便於施治、故纂次以梓之、用廣我很譬
之義、而啓天下以大人之師云、先子謂今味此旨趣
當定爲晨峯之書、

醫籍考卷七十六

醫籍考卷七十七

東都　丹波元胤紹翁　編

方論五十五

徐氏春甫痘疹泄祕

一卷

存

匡氏鐸痘疹方

一卷

存

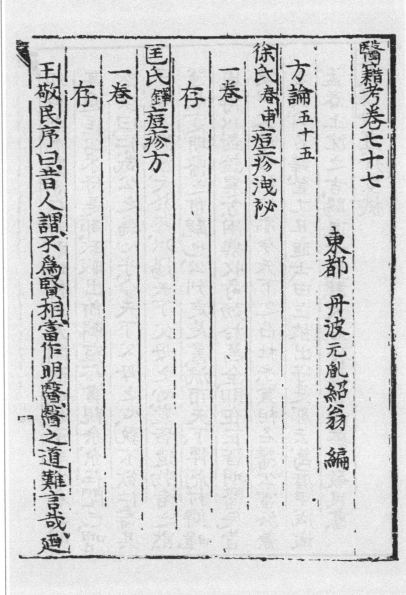

王敬民序曰：昔人謂不爲賢相，當作明醫，醫之道難言哉。通

幼科則尤難、而痘疹則幼科之大關節也、余承乏大名之明年、適匡公來守是郡、政暇出所輯痘疹書視余、余莊閱已、喟然嘆曰、仁哉公之爲心乎、今天下父母之心、孰不欲仁壽其子、顧夭於痘、夭於疹、以傷天下父母之心、豈皆造物者之默運歟、寔是明醫之希覯也、公刋定是書、流布天下、俾荒村僻疃、咸得以對證選方、用藥收奇効於萬全、即在在皆明醫矣、昔漢以父母召杜公、亦今天下之召杜乎、賢相名醫、公當終兼之矣、公名鐸、登乙丑進士、由左掖出守是郡云、萬曆甲戌歲孟春上浣之吉、賜進士直隸大名府推官西華王敬民書、

四卷

存

小引曰醫家以小兒科爲難至於痘疹號爲尤難蓋其稟受之毒有淺深則其所發之痘有順逆如順者可必治逆者不可治惟介乎可否之間兼之以他證者則必藉藥力以維持之然昔之立法者不偏於寒熱則偏於攻補以致今之膠柱調瑟不知合變者惟執前人一定之方以變化不測之證往往陷人於虛虛實實之禍非人不之知雖彼亦不自知余竊悲之邇即痘之始終本末類次爲論隨症附以方藥蓋惟因人之氣血虛實寒熱痘之多寡輕重相機施治并錄其所治

者於後以備參攷初未敢削規裂矩別之樞軸妄爲臆説以欺世悮人也録成名之曰痘疹玄機期與同志共之因付諸梓若曰良醫不立方書此則吹虀之談非仁者之用心也覽者幸相諒焉是爲引萬曆甲戌孟冬日改齋主人支秉中書于仁壽堂

汪氏若源痘疹大成

一卷

存

郭氏子章博集稀痘方論

醫藏目録二卷

存

自序曰、昔秦越人入咸陽、聞咸陽人愛小兒、即爲小兒醫、咸陽人無不稱善、顧其自言曰、聖人豫知微、得蚤從事、則疾可已、又其對文侯曰、長兄於病視神、未有形而除之、故名不出於家、中兄治病其在毫毛、故名不出於閭、若越人者、鑱血脈、投毒藥、副肌膚間、而名出聞於諸侯、夫醫者理也、理者意也、意者發也、藥者瀹也、瀹者養也、聖人無死地、非能長視區宇、騁無窮之路、飲不竭之泉、如佺籛然、獨其防之者豫、莫得而死也、不待其發而後意、以藥之瀹而養之也、故曰、發乎不意、則全勝而無害、醫如越人、猶不得於其長兄並者、越人治形、長兒治其未形、病未形而治之、即聖人之所謂豫也、若嬰孩之病、惟痘最慘酷、不可不蚤豫者、脉者不得定、口莫能抒、一匕少盭、生死旋踵、防之不豫、待其發而後為之所、則雖起越人飲以池水、吾未必其萬全、而矧其付之諸矯氏矣、予往往悲嘅為、泛讀方書、博諮國工、得一稀痘方論、遂為手録、久之成帙、間以飲未痘兒、輒飲輒効、即未能置方書鐲藥裹委諸空虛、顧用之未天未喬之先、遏之始然始達之頃、亦庶幾所謂豫且蚤者、夫痘者胎中之毒、陽火也、諸家方論、言人人殊、總之解蘊毒、瀉欝火、毒解則利、火瀉則凉、藏亡停穢、痘惡從發、理有固然、亡足異者、予來泗上、苦淮水溷溷不可食、庖徒多方，告曰，投之桃之仁，曰，襍以菉小豆，又曰，沈之礬，如其言，頃爲清冽可鑑鬚眉，痘之可稀，大都類此，或謂治痘家無慮十數書，既晰且詳，何棄其全而董録其半，噫乎慾火熾矣，貪水溢矣，其登彼岸，而脱大宅者，幾何人矣，吾執其半，而蚤從事猶全也，非然即全書具，亡足以爲也，故曰，至人之不病也，以其不病，是以無病，病病而曰吾有古方書，覬矣，時萬曆丁丑孟秋既望，黙逸拙者青螺郭子章書，

朱彝尊曰，郭子章字相奎，泰和人，隆慶辛未進士，歷官都御史，巡撫貴州，進兵部尚書，明詩綜

吳氏子揚痘疹二證全書

醫藏目録四卷

未見

朱一麟曰吳東園字子揚涇上人

小兒痘疹要訣

醫藏目録四卷

未見

李氏實痘疹淵源

未見

張氏晴川痘疹便覽

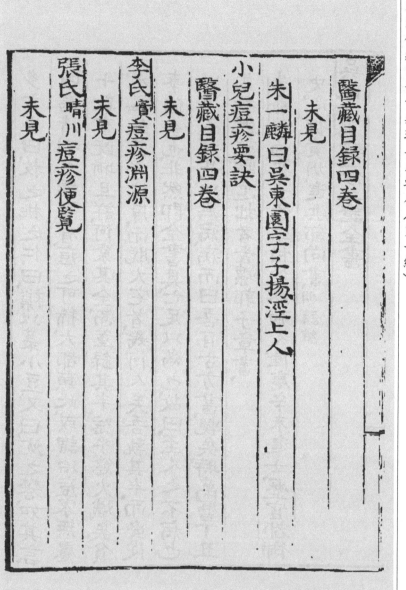

未見

李氏言聞痘疹證治

未見

按右三書、見于本草綱目採用書目、

龔氏廷賢痘疹辨疑全幼録

三卷

未見

胡氏廷訓補遺痘疹辨疑全幼録

四卷

存

按是書、與陸道元補遺痘疹金鏡録、全然相同、考陸序其書在萬曆戊午、而朱仁齋鋟行是書、在萬曆戊申、相溯十年乃知胡書先陸而成焉、且所載諸論、多與龔廷賢諸書相符、自發熱三朝生死、至結靨三朝生死五則、及麻疹附餘章見于古今醫鑑濟世全書、顏色輕重篇、痘疹辨疑賦見于壽世保元、論痘始終總要篇見于普渡慈航、原書之出于廷賢者、亦可知爲、蓋翁仲仁取龔說而爲已所撰、道元更襲胡補遺、以托名、後人不察、特奉金鏡録爲痘科之章程、而是書殆廢不行、江旭奇痘經大全、二書互引、孫一奎痘疹心印、特稱翁說、其在當時眞假不辨若此、夫廷賢亦一代之名醫、所著諸書、盛行于世、更豈爲此狡獪之伎倆耶、仲仁麻疹心法、又與萬氏世醫心法相類、偶足以證其襲用之跡矣、是說聞之于醫官池田柔行晋、精確可喜、蓋其祖嵩山翁（正直）受治痘法于歸化人戴曼公（笠）、而戴在明、嘗從雲林龔氏而講醫術云、其學有所淵源、宜乎柔行之表章是書、以詒後世矣

孟氏繼孔治痘詳說

一卷

存

自序曰、古人云、寧治十男子、莫治一婦人、寧治十婦人、莫治

一小兒黃帝曰吾不能察其幼小是以小兒醫為難也而不知其所最難者猶莫甚于嬰兒之痘疹差之毫釐失之千里吉凶在反掌之間生死在旦夕之內可不慎歟治痘者若不能　表裏虛實氣血寒溫毒勢深淺而施治焉未有不為害者予深慨夫治痘之醫或有拘于日數者或有拘于方書者當用升麻藥保元湯而強執不用不當用者則又妄用之血不足矣又補其氣裏本實矣又補其虛熱毒盛矣又助其火陽氣脫矣又解其毒實實虛虛損不足而益有餘如此死者非醫殺之乎病死不之知也為人父兄者亦不之知也至于方書所載又有偏於溫補者有偏于涼瀉者有先人之妙用

則可、無先人妙用則悞矣、豈應以當今粗率孟浪之見、滑詐嗜利之人爲之哉、予素研窮于此、尚未得其奧旨、因被逮淹禁比部二載、遂將聞人氏錢氏陳氏蔡氏及痘疹全書、玄機博愛心鑑等書、細加參詳、將其已出未出長發灌漿收靨形色治法膚淺易曉之說、採集及予素所經驗者、編成一帙、名爲治痘詳說、不特宜于東南、雖西北之人亦不越是矣、惟高明同志者校之、旹萬曆癸巳夏後學孟繼孔識、

柳氏樊邱痘疹神應心書

二卷

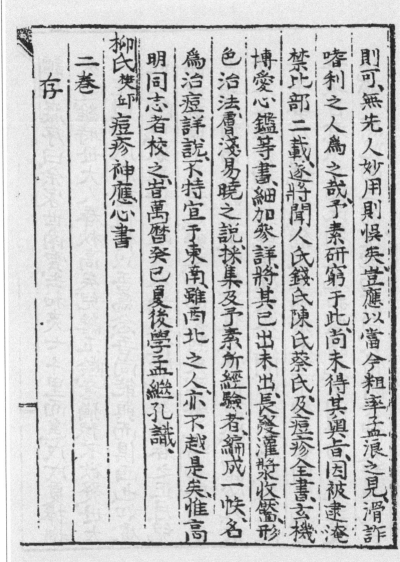

存

譚起巖序曰余家世南雲去和夷七千里而遥戊戌夏捧檄來遊維時毋大人春秋高矣兒纔五齡意猶豫不欲發毋大人咤曰而夙志謂何何以吾爲念吾尚能與而俱西也如慮此五齡兒歟難得一岐黄家乎遂促裝行今年春之正月兒偶發熱醫不意痘也藥之已而見點矣又藥之轉見昏悶舌黑頭腰痛諸惡證並生醫無所復之察形診脉第謂必死余毋大人與余婦攜持號哭聲徹外庭聞而余亦勉强從延陵季子事乃闔境人士猶皇皇爲余走望于神有如衛父兄而捍頭目者頃之部民劉文光扣壁請見余因辟内而見之渠以撚子照兒面三部便跪而前曰民得請於神矣請聽民民

傳有九味神功散，當令必生。余造次恍惚，計莫知所出，壹惟是聽其便宜而專制之。日晡散就，煮以飲兒，稍得睡；再煮以飲兒，稍得睡；再煮以飲兒，稍知尋母；又再煮以飲，東方白矣，兒遂大悟，索粥飲，更窮日夜進一服，副痘漸出，佐以紫草茸，毒盡解，而紅活可變。余始大神其術，至問所從來，即以是書進。余受而卒業，則正統壬戌間上饒樊邱公教授凌江時所著，而其弟子裴生廣爲之論治者也。嗟乎！方，神方也；公，神人也。余兒再生，又神賜於民而應之者也。獨恨公以南人宦南方，而其著述編刻，更自南方始。南人治痘疹家，往往不聞珍録，即録之，亦第引其發渴痒塌一二欵，以備參互，如類聚保赤諸書止爾，無甚賞識也。豈不謂參耆難常識，遂於神劑妙論一切資覆瓿乎？抑其所編次者浮漫不雅訓，剞劂氏又魯魚任意，或令觀者厭薄之，致未嘗致目乎？不然，何此土此書既壓壓盲之，而用其萬一，而在吾南土則尤泯泯也。余特為之正其譌，汰其冗，補其闕，叙而一再鋟之，題其額為痘疹神應心書。一以慶吾兒之遇，一以拜神人之嘉，一以廣邱公神明之德於無窮也。至其立論主方，闡神斷制，具方論中。中所稱紫草茸者，出烏思藏，自是一種，用之化毒活疔，活血排膿，大有神。又邱公所未常見未常用矣，併綴數語具入心書。隻眼者當自得之。

按是書收在于王象晋簡易驗方第六卷，題曰貴溪柳樊邱可封裁定，余別藏鈔本痘疹心書二卷，不題撰人名氏，蓋亦是書，考書中載逆順險三候圖及保元等湯，則其說原魏氏心鑑而演之者，非正統中人所著，起巖之語，殆不可信，爲孫一奎痘疹心印、朱一麟治痘大成集采錄其論，似出于嘉萬間者矣。

亡名氏毓麟芝室秘傳痘疹玉髓

二卷

存

治痘三法

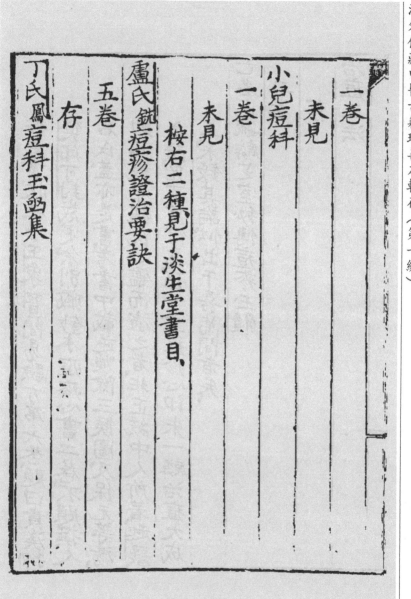

一卷
未見
小兒痘科
一卷
未見
案右二種見于淡生堂書目
盧氏鋮痘疹證治要訣
五卷
存
丁氏鳳痘科玉函集

八卷
存

祭曰蘭跋曰竹溪丁先生幼習舉子業早有致君澤民大志歷數科而名不流慨然托醫道以利物且曰諸證惟痘科殺人較多由藥悞之也獨留神在此三十餘年聞善理痘者無遠近師之又上交黃龍二先生醫譜每看方書雖夜分不寢是於痘科真有得者至壬午春大試其所得以活都中殘喘諸藥響應蘭與其有秘書乃懇之授及授閱乃校閱黃龍舊著又百懇之又出黑舌等六心方藥蘭檢諸書無得乃拊蘭背笑曰老友此腹稿也蘭歎服久之始信先生之心法在是

餘可推矣、蓋先生與蘭、猶晦翁李通也、出是托梓人刋附玉函集、而先生莫可、蘭又以昔之活人心諷之、先生遂自道曰、子之言然、壬午夏江西門生豊城縣虗所山人蔡曰蘭懇刻、

按江寧府志爲丁毅所著、是書全襲黄廉痘疹全書、而第八卷附古西蜀龍公説心法六條、無復所發明矣、

管氏橓保赤全書

二卷

存

沈堯中序曰、書云、若保赤子、此言何謂也、蓋赤子之心、真心也、而未必能施之民、苟以保子之心保民、然後可以爲民父

中

毋雖然九垓一家萬物一體而若之云者猶兩之也豈以理一而分殊耶若乃方書所貽則保子保民一而已矣余閱素問知醫之道淵深微奥未易窺測世所傳丹溪東垣諸書其術頗備獨痘證書多所鈌畧吏治之暇訪之管孝廉得所遺書若干卷因命醫工互相校正梓之以傳可以保子可以保民可以保陵民不可以保四方之民故直命曰保赤全書云時萬歷乙酉仲夏之吉賜進士第文林郎嘉禾沈堯執甫書于陽春堂

聶尚恒曰近年育産生管橓編集保赤全書載痘疹方論頗爲詳備然其人博而不精未諳妙理所論氣血虚實寒熱等

理多混雜、未能融通、所論其證該用其方多鹵莽、又多舛
而不得其宜、在明者得之、猶可備參考、若昧者執而用之、鮮
不悞事、予恐其無益於世、而反惑世也、

朱氏惠明痘疹傳心録

十九卷

存

朱鳳翔序曰、吾家濟川有深心、少學儒成舉業、輒棄去、以
爲老逢掖無裨世用、其不如他道也、多我其爲秦越人哉
於是徧搜岐黄家書、讀之至啞科、心動曰、隸是科者、其有深
意乎、科以啞稱、志無言也、無言之疾、不由已致無言之醫不

由形治疾不由己者，小子所不免；治不以形者，庸醫所不能心解者，垣外遏之矣。然則吾所讀糟粕已夫？於是廢書兀坐，覓心了不可得，而會王先生從雲間來，言下似有醒悟，曰：心在矣。由此試其術，謋然已解，自予族黨，達乎閭閻，以及乎鄉遂之子弟，獲壽者良多，以故濟川聲藉甚吳中矣。而問又取其所已試作爲日録，凡如干篇，諸縉紳好爲之序，而付梓青以廣之，弁曰傳心，蓋濟川得心於起雲氏，起雲云得心於虛明氏，虛明吾不得而知，以題吾詞。

臧懋中小傳曰：濟川先生姓朱氏，諱惠明，考亭一十四世孫也。其先生父鈕宦長興，遂徙家居焉，世世以儒術箕裘，而縉紳青衿肩摩轂擊先生少習舉業數不偶於有司輒掀髯念曰儒者究明心學其在仁天下哉世有晦其身以行其道使此心生意周流活潑以傳之乎無窮吾願足矣於是適搜岐黃盧扁倉公之書以啞科爲揣摩揣摩成候陰陽調虛實刀圭之所投十不失一先生曰此猶以方書治也赤子疾不由已而口不能言成方安可憑也退而深維察表裡測順逆耳目之所望百不失一先生曰此猶以意見治也呱呱繹藥生存亡絕動關一劑苟非真傳總亦倖而中耳於是凝神索玄務得其所以不能言之心官知止神欲行揮霍之乃療千不失一僉曰神哉技至此乎先生曰此猶以治治非以不治

治也吾所以驗立斷案參畫成法留爲左券俾一覽而人盡
知醫吾足跡之所不到心息到爲𢤱所謂周流活潑以傳無
窮者其在茲乎先生爲人沖夷恬雅德質履素動止自渠有
先輩風醫聲甲于郡邑絕不作時醫矜飾態無分貴賤與奋
莫叩無不應應無不中間逢不治亦以宜陳而毋或延緩其
期狐疑其見當夫破群議排俗說持論侃侃然及其成功奏
効呐呐耳恂恂耳是以縉紳大夫不獨神其技而貴其人至
于鄉里之孤寡村落之氓子亦狎于先生親暱而毋至却走
也者蓋先生之仁風實有以來之也以故濟益博試益多法
益變用益神奚獨仁被一世後有作者恐亦不能易已然則

如先生者，且嘗不愧考亭，美負縉紳青衿哉。賜進士出身兵
部觀政藏懋中譔

朱氏棟隆痘疹不求人

一卷

存

徐維揖序曰：余親家春海朱君，乃江西憲副朱平野公之長
子，自幼穎異，攻舉子業，補京庠弟子員，籍有文名，屢屈場屋，
後因母氏嬰疾，侍湯藥者十年，遂刻意醫，自軒岐素難諸書
而下，迄守真、子和、仲景、東垣諸家著述，悉考究精詳，至於痘
疹一科，尤注意焉。凡錢仲陽之藥證直訣，陳文中之痘疹方，

學

聞人規之痘疹論魏直氏之博愛心鑑等書吏與名醫參考研究殆二十餘年撮此易簡切要者直指以示人俾一展卷而方證了然於心目取効易如反掌又訪製蟾丸三種以備危急治痘初出者名稀痘丸五六日用者爲快斑丸十日後者爲解毒丸俱應効如神眞治痘疹始終之聖藥也倘遠方下邑醫藥所不及者預蓄此丸臨時服之卽可保全嬰幼免求醫藥矣故名其書曰不求人嗚呼公之用心仁矣哉使此書行之一方則一方之嬰幼全矣行之天下則天下之嬰幼全矣其與良相博施濟衆之功用豈有二乎哉君文刻延壽易簡過天訣卽能健脾袪病其謂延年可知且明農於天津

静海已捨乘幾三十年，無非欲人並躋壽域意也。故余樂爲序云。春海諱棟隆，字子吉，號瓶城子，錦衣籍，鎮江府丹陽縣人。𥁞萬曆二十三年，歲在乙未夏六月望日，渤海徐維楫拜書。

翁氏仲仁痘疹金鏡録

三卷

存

陸氏道元痘疹金鏡録補遺

三卷

存

自序曰：金鏡録者，乃翁氏所輯諸書精要，與其平生軼掌歷試彙而成集，真兒科妙訣也。醫稱寄人生死，故與儒家共名爲活人術。俗以兒科不列於大成，不知天地生人，初無二理，況痘疹所關非細，豈淺淺膚見所能盡哉。元自幼業儒，不獲窺宮墻咫尺，乃謀諸家君，命習弓裘，苟得一展活人藝術，亦於此生無忝，遂以家傳翁氏舊本講究初終，潛玩融液，按而行之，參酌時宜，元父子藉以少効微勞，雖不敢自謂活人幾許，然皆翁氏力也。補遺者，補録中諸論，誠金鏡隙光餘照，末附雜證，亦以補痘科所未及，殆望聞問切具備，而保傳之力尤不可闕也，孰非所以拂金鏡之塵者乎。痘科方書浩博，然旨趣要歸曲中膏肓者，殆不越此。愚是以多發，幸同志者鑒云。明萬曆戊午陽月雲間南暘陸道元識。

平湖縣志曰：陸金二子，道光號明暘，道充號賓暘。道光精幼科，道充諸生，亦精醫，人稱二難，有陸氏金鏡録。

亡名氏金鏡録鈔

醫藏目録卷闕

未見

唐氏守元後金鏡録

未見

顧氏衍痘疹金鏡重磨

未見

按右二種，見于浙江通志。

汪氏琥廣金鏡録

未見

按右見于李逢春傷寒論辨證廣註跋。

翁氏仲仁麻疹心法

一卷

未見

陸氏道元增補麻疹心法

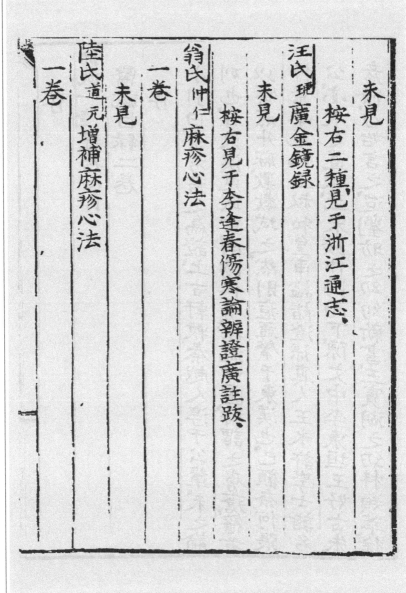

一卷

存

孫氏一奎痘疹心印

醫藏目錄二卷

存

小引曰余考痘之為證上古軒轅秦越人淳于公輩未之論列也自東漢建武中南陽征虜淶流中國時謂之虜瘡醫者以蠶煎升麻數數拭之然則痘蓋肇于東漢也已顧奈何張仲景華元化王叔和皇甫謐褚澄孫真人王氷許學士諸名公亦未之置喙至宋錢仲陽而下陳文中李東垣王好古朱彥脩乃始言之迨劉昉之幼幼新書王賓湖之幼科類萃徐

鄜之袖珍、冦衡之全幼心鑑、湯衡之嬰童寶鑑、高武痘疹正宗、汪石山痘疹理辨、魏直博愛心鑑、李言聞痘疹證治、痘疹要訣、聞人規胡大卿八十一論、李實痘疹淵源、翁仲仁金鏡録、萬菊軒痘疹心要、俞東皐痘疹巵言、皆特以痘疹為言者、不下數十家、各相發明、以無遺漏、宜乎今之嬰童可無虞矣、何為年來痘疹一臨、殤輙相踵、十不保五、曷故哉、歷數前書、不為不多、吐心露膽、不為不悉、豈多岐而亡羊耶、抑其術猶有未臻者耶、嗟嗟、書不盡言、言不盡意、明者當心得之已、古謂用藥如用兵、岳武穆云、車而後戰、兵法之常、運用之妙、存乎一心、書安能使人人必克勝哉、矧今之業專門者、以痘為秘術爲禁方固不道其道心其心各師其見各顯其法而不思融洽衆理以契所歸故乃宗張喙李是甲非乙殆泒紛而不會其源焉能齊其治哉余燭斯弊每爲痛心故節録各家成法參以鄙意會而全之名曰痘疹心印庶好生君子得以窺其竅妙云爾

鄭氏大忠痘經會成

九卷

存

自序曰仕宦而至將相紉學而遂壯行此人情之所欲而今昔之所同者倘不幸而逸則雖困守窮經總之博一所志之

爲愉耳先儒曰生無益於世死無聞於後是虗生也余不佞生逢盛世唯惴惴抱虗生慙遥瞻高曾大父咸以齒德膺大賓大人諱天憲以尚書掇科目仕大中大夫致政只以隂隲二字砥礪課書故余向也聞之不能一日忘耳時偕二季弟進膠庠負大志求克夙抱奈碌碌爲名教羞則所志謂何一日大人患喉疾因檢丹溪朱先生醫傳先生曰吾既窮而在下澤不能以遠至其可遠至者非醫耶夫丹溪古名儒也方其始棄儒術而業醫以終毋養可以言孝也醫學之傳可以言仁也倘所云青囊皆仁術非耶不佞喟然曰丹溪我師也我其掇習一二什科爲大人扶弱疾效丹溪以終養可乎乃

大人不喜藥、余因分心痘疹、藉慈幼以終先君積德之訓、爲曰、沓長者非癥于酒、則病於色、斧戕自傷、未足惜也、惟嬰兒冲然無知、受胎孕之毒、遭糜爛之慘、則痘疹又醫家急務也、矧吾湖南方多瘴、痘疹盛行、悲聲道路、耳及而心傷之、於是傳神丹溪、手不釋卷、然未聞其所謂宗旨者、學尚模稜、親友召問、執守靡應、曰余爲敢以操狐疑爲嬰孩悞、無何二幼兒連羅此患、亦索手聽命於醫、皆爲所促、不倖悼我兒之受悞、而因悼天下之悞群兒者不少也、遂益苦尋百家、以求所謂宗旨者、將得之、偶歲首夢一神王飛鶴、道經弊地、余披葛衣而謁之、王曰、痘疹書、子可用心救世無輟爾、醫業也、昔夢麻逼真醒覺驚汗口占曰蒼天豈忍嬰兒盡蝕特遣神明惕我心自此心之憂危不啻虎尾之蹈也遂益寘心於百家之書始豁然得其所謂宗旨者遂著宗旨論僕孟夏果有報者曰潮城痘至未竟又報者曰痘及榕城矣始知葛衣之衣示夏至之義也奮然應夢而出以不肖之身竊好生之仁人有痘必報報必至至而幸效者十九二十年間攄胸臆若神技此豈余之功也神之力也至是縱不敢謂痘醫司南意不復爲掇拾盧扁者愚弄已屢頁謝金至余每謝之曰僕不能以道爲濟胡寧以藥爲市若然則大丈夫所謂博一所志者何豈以嬰孩性命爲囊橐計也嗚呼慈幼一點願望天年再極群嬰

奈衰朽逼眸，氣不輔志，乃彙輯百家之書，焦思勞神，廢寢忘食，擇其精總治驗者，輟簡成文，兼以特見參詳，以補未盡之旨，意者遺後人再步我躅，于以延我業於無窮，流我心於永世，胡敢自居章程，更為高明者厭棄哉。不虞諸君按舍懇請，莫何盖咸欲擴實父之恩，為群嬰保命也。余駭然辭曰：予非不知衰朽之軀，無以濟若事，故以言代身者，我之願也。第始懼鐵眼，終悞悞人，矧此生既不能振先君遺緒，更以刀圭末技，貽方家恥，諸君將欲何為，迺諸君強之曰：大丈夫何若奔塵事業，但志得遠酬罷耳。君以末技為辭，將以醫之無用乎？無用之用，其用乃弘，而濟人利物，即造化且讓功也。果欲為

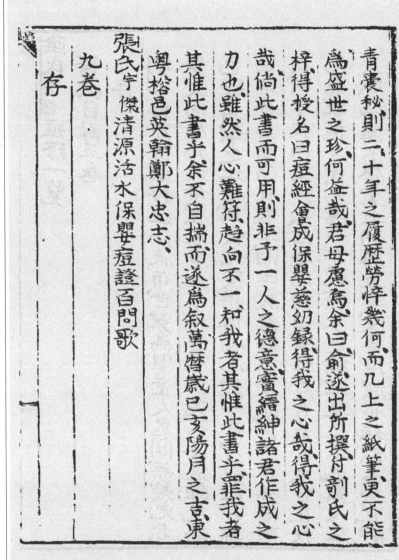

青囊秘則二十年之履歷勞悴幾何而几上之紙筆更不能
爲盛世之珍何益哉君毋慮焉余曰俞遂出所撰付剞氏之
梓得授名曰痘經會成保嬰慈幼錄得我之心哉得我之心
哉倘此書而可用則非予一人之德意實縉紳諸君作成之
力也雖然人心難符趨向不一知我者其惟此書乎罪我者
其惟此書乎余不自揣而遂爲叙萬曆歲己亥陽月之吉東
粵榕邑英翰鄭大忠志

張氏守傑清源活水保嬰痘證百問歌
九卷
存

陰氏有淵痘疹一覽

醫藏目録五卷

存

劉曰梧序曰余按痘疹流布世號爲嬰童人鬼關無幾免者脩夭固原於天命在人事之乖舛者亦多矣不侫蓋譚虎而色變爲承乏江左偶從究陵得博愛心鑑一帙乃治痘方論也余喜其簡而有體要而字版蠹蝕不可讀閒以示蕪醫陰氏欲令校而重梓之陰起而對曰唯唯否否是書大旨在扶元氣執樞者保元湯一方此探本之論王道之宗也然人生禀賦厚薄不齊氣血虧勝互異受毒淺深亦殊標本機宜觀

變消息譚何容易若執一方以徇衆病不幾於膠柱而瑟乎
余曰然則子固精詣其技乎則又起而對曰唯唯否否瀾登
歲受醫即兼治痘所經閱不知幾千百豈謂能盡死而生之
然以數十年之所嘗試人天善敗稍稍窺一班爲間有所得
則筆而存之適且成帙矣余亟令取而卒覽焉則見其源委
有致攻治有竅緩急先後有序而又經分證别窮指極歸而
衛本扶元之意實不背心鑑崇重之義因擊節而嘆曰痘疹
證治以彼所重若此然素難畧而不載仲景語而不詳此後
陳錢二氏或主攻或主補各守其説意不無偏辭有括囊
而得其要領者子是之集折衷融貫成一家言可稱完書矣

是不可以不傳其以付之剞劂氏令子之苦心不至湮沒而
且以嘉惠將來俾有所持循毋委命庸醫而嬰童得全其天
年也則不佞校刻博愛之初心哉君姓陰名有瀾九峰其别
號也嗜學好脩嘗從吾鄉胡郭鄂諸君子問業而有得者不
獨以醫振江之南北已也旹萬曆壬寅中元日巡按直隸監
察御史豫章生父劉曰梧書於姑孰之大徵堂

稀痘方

醫藏目録一卷

吴氏洪痘疹會編

未見

明志十卷
未見

何氏洛英痘疹發微
一卷
存

自叙曰管公明有言善易者不論易蓋變易乃所以爲易執而不變即窓義先天猶屬贅畫而况區區論說乎醫亦宜然余夙多病雅志岐黄獨於幼科懵焉適子女患痘委之族醫不問寒熱率投方劑余時心知其非而未有以難遂兩傷於虎痛憤悒欝日取諸家小兒方書究其肯綮久之恍若有得

乃識古人治痘氣血表裏虛實酌量變化本自昭然而醫固未諳也晚歲得子頗艱後值痘疹流行家人聳於疇昔五色無主余獨閉門謝諸醫自以所諳消息藥餌雖數瀕危險次第應手皆起里人往往轉相託告携幼稚就余余爲隨證栽方若多奇中一時謬共推與謂善醫痘而實非敢以醫痘名也不過曉其變通云爾會令留滞都門司寇大夫陳公命余著爲一編以備啞科采擇而國手負一吳君復以公命從臾之余辭不獲乃稍疏其大指題曰痘疹發微嗟乎人之所病病疾多而醫之所病病道少古大醫王尚因病施藥以度衆生矧痘症顛末變幻匪一徒執一以應無窮烏能有濟宜往

者令余之傷於虎也然余既著此編而更以綺語曲爲辯論得無悖於公明之旨乎哉余又贅之贅矣甲辰夏五月望日汝南何洛英書於長安邸中

龔氏居中小兒痘疹醫鏡

二卷

存

聶氏尚恒活幼心法

醫藏目録二卷

存

小引曰醫之道肇自神農而源於黄帝其來尚矣而黄帝曰

幼小者、吾不能知也、以是知治幼之難、雖聖人之神明、有不徧也、夫人之生也、無論賢愚貴賤、孰不由幼小而長成、當其幼之時、不能保其無疾、則治之不可無法也、至於痘疹、自襁褓而上、人人皆不能免、則治之法、尤不可不精也、然而自今以歷遡之於古、治幼之法甚疎、而治痘之法尤疎、雖自古明哲之士著論立方、猶未得其竅妙、而况其下焉者乎、世之庸醫、任其陋識以用藥、世人不知、而過聽之、其夭害生靈也、不可勝計、世之腐儒、率其淺見以著書、世人不察、而誤用之、其夭害生靈也、又不可勝計、夫使兒童夭折、弗遂長年、豈非舉世之大患、而仁者之深憂乎、先大人專心理學、而旁通於醫、予少時嘗聞其訓曰事親者不可不知醫慈幼者不可不知醫於是每乘暇日博覽方書精察病情而於活幼治痘尤精心焉蓋因其術之獨難也是以用心獨苦也閱歷之多精思之久天啓其衷豁然深悟其妙理每用之家族用之姻友隨試輒效有可自信者不惟庸醫腐儒之淺陋得以洞察其弊而救正之凡前哲之方論皆得參酌裁決無有能出吾範圍者於是寫吾心之所獨悟而發前人之所未發取其長棄其短矯其偏救其失其辨證也簡而明其立方也精而切著爲一編命之曰活幼心法謂以吾之心悟爲後法而可以迴生起死也又附問辨醫案于其後以志吾言之非無徵吾法之

果可用也嗟乎一書成名君子所耻而况於技乎予豈以此自表見乎然而始之苦心於此聊以自爲不虞其技之精妙一至於此可以救生靈之夭折也是以不忍自私而必以公之天下後世也江右清江聶尚恒識

朱純嘏曰清江久吾聶氏名尚恒生於隆慶末年萬歷年間以鄉進士出知福建汀州府寧化縣事卓有政聲惜當時以儒臣顯不列名於醫林故其姓字不傳於今世岐黄之口即有活幼心法一書亦不傳於今世岐黄之家要知天地氣化生聶氏於豫章之清江非爲此一隅之幼兒女起見將令普天之下後世之人提撕警覺救斯世之赤子而令安全於襁

著

褓中也。今獨知久吾聶氏集痘疹之大成，闡幼科之法眼，議論精辨，證確，用藥當不偏於寒涼，亦不偏於溫補，深得中和之理，合宜之用，無過不及之差。嘅生也晚，不獲親炙門牆，恭承面諭，幸得活幼心法而熟讀之，沈潛玩味，裘葛三更，一旦恍然若有心領神會，頓將前此之舊聞洗滌淨盡，心胸之茅塞剪鋤豁開。又恐天下之大，萬方之衆，不能週知，歲久年深，終成湮沒，今特表而出之，凡業幼科者，必當熟讀活幼心法，反覆究竟，自然得心應手乎。

（《瘍醫大全》引痘疹定論）

亡名氏痘疹慈幼津栰

二卷

存

四卷

朱氏一麟　治痘大成集

存

小引曰余閔家少多未度此閑故讀書外偶習此業以爲救
度浪得其名不能謝郡邑之車騎昔年已寫蓬廬遊戲二編
識淺見俚肓論無方宜高明吐之耳二十餘年何長安射覆
不遇而歸乃坐巖洞內覘涉黃岐靈素及華扁張成以下昭
代名公壹簡殘篇忽栩栩覺而於痘事拾千百中一二聊寓
言爲大成集顧瞻舊業又若爽然失矣然而都非余心也漆

園則任呼牛呼馬余則任呼儒呼醫朱一麟應我識、

徐氏居盛鰲頭活幼小兒痘疹全書

五卷

存

胡氏嗣名痘疹

醫藏目録一卷

未見

沈章懶文子痘疹玉髓

醫藏目録一卷

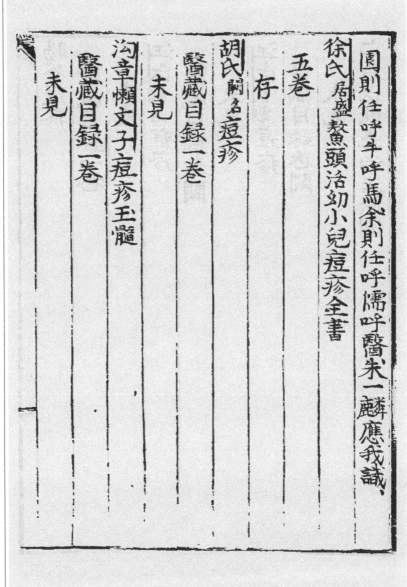

未見

暘谷痘疹

醫藏目録一卷

未見

汪氏闕名痘疹

醫藏目録卷闕

未見

汪氏秋鶴痘疹

醫藏目録卷闕

未見

亡名氏餘毒治法條例

醫藏目録一卷

未見

痘疹正覺草

醫藏目録一卷

未見

倪氏（自美）痘疹解疑

醫藏目録卷闕

未見

九江宋氏（闕名）痘科異治

醫藏目録一卷

未見

趙氏承易痧痘集

未見

按右見于嘉定縣志

高氏士痘疹論

未見

沈氏好問痘疹啓微

未見

按右二種見于浙江通志

錢塘縣志曰沈好問字裕生少孤力學世業小兒醫至好問

益精視小兒病必洞見藏腑尤善治痘證沈勤雲義女年十歲紉子痘女抱兒出胗好問曰兒無傷女出惡痘矣若呼頭及骨痛宜服糞清如其言而愈閔家女阿觀年八歲出痘甚惡好問曰諸醫云何對曰死證不必藥矣好問曰兒一身死痘然有一生痘尚可生令取五年抱㲉母雞用藥入雞腹外以糯蒸雞令食盡視之右手寸關脉痘二粒明艷如珠女果生汪魯陶子一歲痘止三顆見額上耳後脣傍好問曰兒痘部心腎脾三經逆傳土剋水水剋火宜攻不宜補攻則毒散神則藏腑相戕治至十四日痘明潤將成矣好問曰以石膏治之恐胃土傷腎水俗醫憐兒小謬投以參好問見之驚曰

服參耶不能過二十一日矣兒卒死許季明幼子痘好問曰順證也不必補小兒純陽陽盛必剋陰許不從痘愈譏好問為妄好問曰兒且死許益不悅至十二日兒熟睡視之絶矣好問爲杭小兒醫所全活甚衆

萬氏邦孚痘疹方論

五卷

未見

黄氏一鵬痘疹遺書

未見

趙氏貞觀痘疹論

未見

顧氏行治痘全書

二卷

未見

按右四種見于浙江通志

馮氏國鎮痘疹規要

未見

按右見于河南府志

黄氏良佑麻痘秘法

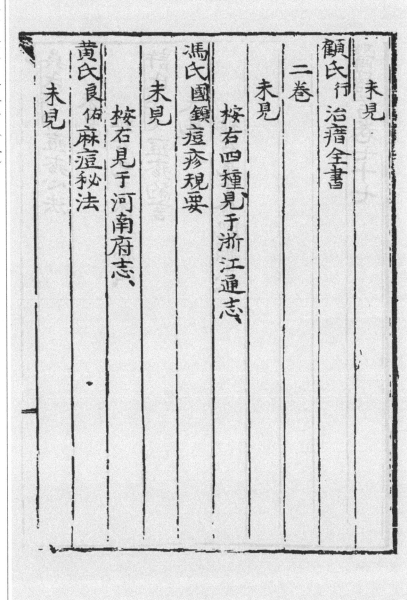

未見

吳氏邦寧痘疹心法

未見

按右見于休寧縣志

許氏學文痘疹約言

未見

按右見于合肥縣志

醫籍考卷七十七

醫籍考卷七十八

東都 丹波元胤紹翁 編

方論五十六

王氏大綸痘疹心法

二卷

存

秦氏昌遇痘疹折衷

二卷

存

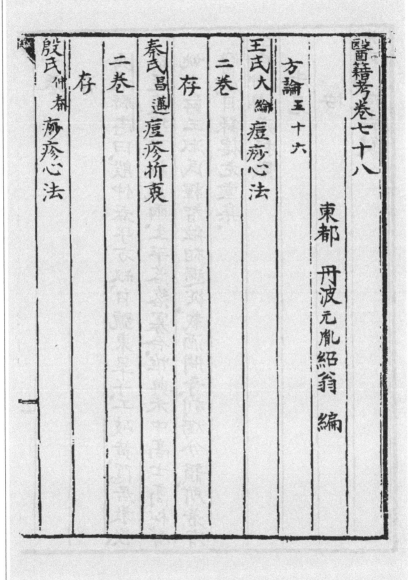

殷氏仲春痧疹心法

一卷

存

秀水縣志曰、殷仲春字方叔、自號東皋子、工岐黃、隱居教授、茆屋葭墻、不蔽風雨、生平落落寡合、惟與禾中高士高松聲、姚士粦王淑民釋智舷相過從、載酒問奇、刻燭分韻、所著有醫藏目錄棲老堂集、

李氏仲梓痘科點、

未見

按

朱氏巽痘科鍵

二卷

存

朱鳳台序曰、治人之病、莫難於嬰兒、嬰兒之病、莫險於痘證、余少時出痘、幾爲醫者所誤、長而聞父母言、每竦然自危、而併爲衆嬰兒危、以故留心斯證、苟有良方、無不採輯、忽獲秘傳上下卷、如得拱璧、照乘用是蒐討詮次、窮歲月之力、而後授之梓、客曰、其名鍵、何也、曰、鍵者、戶鑰也、戶非鑰無以開、是書之於痘、猶鑰之於戶耳、客曰、出子之言、使嬰兒得免於庸醫之手、子之功孰大焉、曰、醫者得是書、而究心焉、以保嬰兒於無事、醫者之功與嬰兒之命也、於余何有、猶之今天下又

安海晏河清如人一元罕泰四肢和暢此天子之壯也醫國者敢尸其勞哉靖江朱鳳台慎人父漫題於退思堂

梧桐谿池田柔行曰是書宛陵朱巽述家秘之口訣與古人之要論而所輯錄原無題名驤江朱鳳台者撰次刊行名曰痘科鍵若因期施治篇金鏡賦節制賦指南賦自始熱至落痂賦六篇自虛變實至治虛弱二法論十則並見于金鏡錄麻疹篇概見于保赤全書其他間有古人之論若自發熱至落痂餘毒口六則滿天秋救苦丹熱見愁千里馬賽春雷一丸春等方論俱見于丹臺玉案考玉案係崇禎中孫文胤所著雖不知與是書

先後奈何、據朱巽言而查之、是書所引、春沂師桂巖子
吳東園之說、王寀亦載之、不記出典、是書有家大人曰
之語、王寀亦載、其說無家大人曰字、要之是書立論多
有古賢未發之論、明辨詳委、宋元以來痘科之書、無慮
數十家、未見出于是書之右者、則是豈剽襲舊說、以為
已所著者耶、於是斷爲成于朱巽之手者、唯原本頗多
錯文、是鳳台從其稿本、未經校勘者也、

汪氏繼昌痘科秘訣

未見

婺源縣志曰、汪繼昌字伯期、大畈人、先世多業岐黄、昌始奮

學能文、試不遇、棄後專醫術、掛瓢、黄山白嶽、精陰陽司天之説、調五行生尅、黜奇霸不用、治人無算、時稱國手、尤於治痘有異傳、常語人曰、痘科無死證、其不治者、醫之咎也、所著有痘科秘訣行世、性謙讓喜施予、濟人緩急、無德色、有長厚風

李氏延昰　痘疹全書

未見

按右見于曝書亭高士李君塔銘、

蔡氏繼周　保嗣痘疹靈應仙書

二卷

存

自序曰、醫藥二字、古有金櫃玉板、岐黄問答、靈樞難經脈訣、何其、詳備明正焉、周切思痘疹一門、名曰小兒科、口不能道寒熱、之情、心不能辨甘苦之味、席天幕地、忽遭成人虎變之時、生死攸關之日、令父母手足無措、延一醫家、或有失口亂談、曰補則補、曰瀉則瀉、惟命是從、孰知補瀉之間、命若懸絲、賓主昏黑、不知醫之理、玅契穹蒼、若人也有蹈白刃之勇、辭爵祿之廉、能中庸之德者、然後可行、其用法與諸科不同、但知參芪能補、早則閉毒於內、邪正兩爭、頃刻殺人、又知巴豆大黄能瀉、元氣已弱、伶仃之際、再投摧殘、即能殺人、周不擅補、不擅瀉、執中正之理、以告天下、欲求天下不信者、吾不信也、周自庚戌援例、家難頻仍、橫逆疊至、致愧領虎觀橫經之教誨也、久期射策金門、午馬歲月、苟得浮生三日之暇、竟為壓蕪數萬之言、任從取舍、周始祖諱揩字子式、嘉定二年、以椒房懿親知海康、七世祖諱道泰、至順二年、舉賢良方正、宗五世祖諱訔字用嚴、知餘干、宗祖奉祀萬安橋、從兄時罡號玄谷、計擒徐海、逐汪五峯、毛海峯、任文龍、年十八、用三摺利刀、趕退胡平、冲犁圍擊、忘食者三。晝夜急在成功、陣亡米碑周父諱山號童川、母李氏、俱可事神明、周五歲時、命置義莊田記、然祖宗遺下山場、約止八萬、余將訟雷電公明之下、恢復故物、警戒山鄰魚肉之過、節年蒙一二名鄉面命着書、忽起此念謹勤痘疹仙書上下二卷咸成一部照具四方博濟將來孟子云知命者不立乎巖墻之下此刻願人就利避害耳又思文不及班馬才不及韓范敢乞人序跋以累名公之心目乎俟二三年内將經義書旨大小方脉傷寒金鏡録次第完就聊答天地父母之心也或跡山林或浮湖海或文翠竹蒼松栽花灌園惕然長悟劃然長嘆不知所云甬東李愚子蔡繼周

亡名氏痘疹秘要

一卷

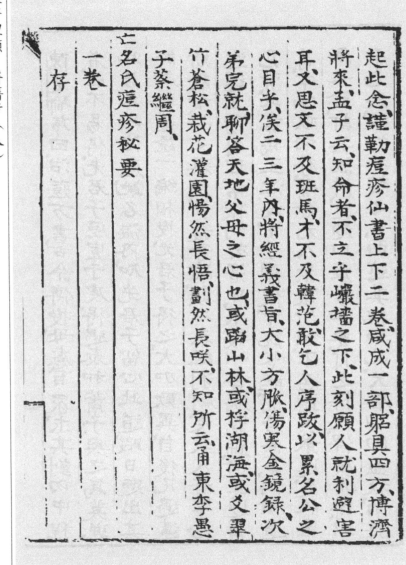

存

陳楚瑜序曰：治痘方書，古今傳授，毋慮百家，求其剴切中程者，恒不易得。先君子歷宦于處，得遇泰和蕭子，與之爲莫逆。此君久以治痘馳名海內，知先君子留心此道，暇日迺出其師所輯痘證一編相授。先君子得之，大加歎異，自後凡遇遘斯證者，以之療治，多獲奇驗，顧以未經剞劂，是致人皆罕見。迨遷宜陽司理，常擬刻於署中，未幾，以善病罷歸，逾年遂爾見背，此書幾至湮沒。甲子闋後，予既落魄，閒居無事，偶檢遺笥，章編帙尚存，痛念先人素懷所鍾，不忍聽其散逸，爰收蠹魚之餘，訂其訛舛，更題曰痘疹秘要，付之梓人，俾廣其傳，以承先志。故於工竣之日，而述其概如此。天啓乙卯孟秋，南海陳楚瑜謹識。

吳氏國翰痘疹保學彙粹鑒衡集

二卷

存

序曰：余生多艱，而子息爲尤，歷十有數胎，止得三男一女，其他驚搐死者有之，而死於痘者，最爲酷烈，因忿極竊思古來諸雜證皆有方藥可治，豈痘遂無真傳邪，迺遍求諸家，參互攷訂，其發端指歸，縷縷爲凶險疑難死證者，皆可目睹手援，誠可藉爲活人方寸資矣，然學者往往悉舉成書，口誦心維，歷歲月而淹熟者，無慮數輩，及用藥而先後倒施，溫涼悮用虛實舛觀，致有庸醫殺人之殆，讀書之效，茫如捕風，何也？豈書之悞人哉？要以繁冗者不芟截，當參駁者未能簡汰，故爾翰甚苦之，因出肌見，廣搜名公所說，刋其繁蕪，彙而成編。其議之精詳者，因難盡而大意則無不該；方之確當者，未必備而投劑或可無悞。雖掛一漏萬，理所必有，但其條陳者，約而明，簡而該，觀採甚便。情知蠡測之識，必見哂於方家，而愚性鄙固，自爲千慮一得，或可爲學者津梁云。因述俚識以識

江氏旭奇痘經（或作痘疹大全）

三卷

存

亡名氏痘疹直指方

一卷

存

痘疹心書

一卷

存

程氏嘉祥家傳經驗痧麻痘疹秘集

五卷

存

自序略曰、余先文人號心宇京號岐濱幼肄儒業而習醫先大父東谷公曰，嗟嗟，學何必爲儒，誠有裨于世，何非儒行乎，廼出其所秘授于諸明公者，以示先大人，大人學而思之，夜以繼日，覺于于然若有所得，每施于世，無不應手，嗣而訪天下之明醫，如方龍山、方嗣塘、何肖充、姚少瓊、汪爐峰、黃萬山、夏少江諸君，與上下其議論，博極群書，學問益進，先大人勤于筆，每治則載一方，著一案，其間有得之書者，有得之心而發書之覆者，有得之友者，有得之已而濟友之所不及者，一列于策，余幼篤于儒，惜父之功無繼，求表于世，遂棄而攻醫，先大人因授秘旨，余益潛心醫學，存則與之共視，究其證之顛末，故則憑其抉治之精微，隨所施效如桴鼓，益信射于百

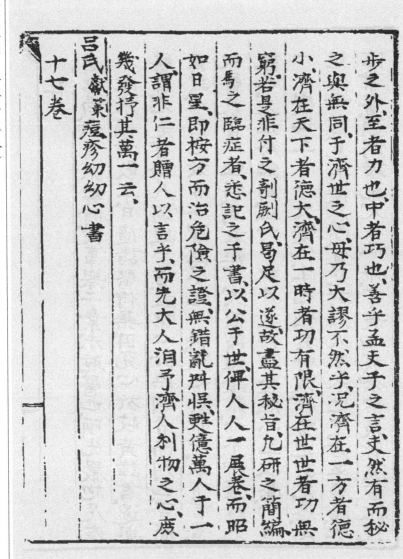

步之外、至者力也、中者巧也、善乎孟夫子之言夫、然有而秘之與無同、于濟世之心、毋乃大謬不然乎、況濟在一方者德小、濟在天下者德大、濟在一時者功有限、濟在世世者功無窮、若是非付之剞劂氏曷足以遂、故盡其秘旨、允研之簡編、而焉之臨症者、悉記之于書、以公于世、俾人人一展卷、而昭如日星、即按方而治危險之證、無錯謬舛誤、雖億萬人于一人謂非仁者贈人以言乎、而先大人汨予濟人利物之心、庶幾發抒其萬一云、

呂氏獻蒹痘疹幼幼心書

十七卷

存

自序曰余自束髮時從事舉子業未曉醫也頃先嚴抱足疾不離床榻者數年日隨諸醫侍藥因究心於岐黃諸書遂與醫習先是有婦人調經一書蓋惓心於無嗣者而刊也言簡意該人用之效若谷響至嬰兒一科攷之黃帝時未有言著故醫家皆以啞科為最難事夫固謂雜證難而不知痘疹尤難也夫痘疹結局在一十四日之內自發熱以至收靨一日一小變化三日一大變化生死懸於呼吸情勢迫於危急為兒父母者見其倏忽間寘兒於烈火寒水之中倉卒靡籍聽信庸醫顛倒錯亂夫人性命可畏也哉余常聚麻痘書數種

參攷研尋、歷十餘年、纂彙始成、大約按證治方、挨日順序、始終本末、條理不亂、論皆常語、不爲鉤深、方多依古、不敢立異、猶恐開卷之餘、昧者莫解、又將藥性炮製分疏首編、使人一卷瞭然、心目可不問醫而自得、爲然尤致詳於形色動靜、寒熱虛實之辨、總以升發解毒爲主、溫補之中、必兼升解、升解之後、急須溫補、要在於燕越岐路處着力耳、嗣後余子若女、遇時行痘疹、照證對治、咸録此脫厄、余沾沾喜曰、吾得以幼吾幼矣、然猶以不及人爲恨也、值里中親友、僉命廣其傳、余以艱於梓爲辭、會芑之、席之兩弟、慨然助成、因得啓其笥藏、而付諸梨、人曰、人有饑者飼之食、人有寒者纊之衣、人有勞者休息而安逸之、嬰兒有欲無言、倘有抱疴而吟呻、染疹而困厄者、醫誰藥之、而誰療之、是編成、人得于是取筏焉、庶幼吾幼、以及人之幼也、故名曰幼幼心書、崇禎八年夏抄、古平原呂獻策匡時題于靜篤軒、

吳氏元演痘科切要

一卷

存

自序曰、余父道川公精岐黃、凡男婦大小抱疾者、投劑輒效、余則勤懨呫嗶、閒弗克治也、年弱冠而母病、病且劇、余倉皇侍湯藥、母因語父曰、煢煢孤子、既令業儒、不若兼令業醫、以

廣其學父慨然爲之耳提口授余亦因之詳求博攷究脉探原遂得理路稍通爲至於痘疹一科尤兢兢三致其意然未知切要也萬歴丁亥冬時行出痘幾遍鄉邑父日閲二三十人且命余偕往曰痘書雖多未得要領惟臨機應變爲無窮切要在能認證非親視莫可指傳也蓋痘分順逆險三種其間順險各半逆者十亦二三有順證悞成險證悞成逆證者居多因而據證剖示其表裏虚實按歲氣分部位察形觀色酌以寒熱温凉而治之之理猶如舟人把舵不可亂推亂則覆又以庖人蘢之法譬之酵未發而起火早則麪燒死酵已發而起火遲則麵珊塌故要在討酵發火之際不可違悞時

刻也。蓋痘于五六日前宜疏散解毒，藥用清涼；五六日後宜抱裏助漿，藥用温補。其切要在涼補轉换之間，勿遲時刻。良於是矣。夫順證悞人，或不致大害；若險證一悞，則變態多端，莫可解救。慎之慎之。余故于茲編名之曰痘科切要。昔余父得傳于蕪湖丁氏，再傳於余，余復加以日歷已驗之見，彙成一集，不敢私秘，謹發之梓，就正高明云。崇禎丁丑歲孟冬月，光禄寺署丞古歙吳元溟澄甫氏書。

費氏啓泰救偏瑣言

十卷

存

自序曰：嘗思道無名象，虛寂無爲，感而即應，妙用無窮，不可得而思議，不獨大道爲然，醫之爲道，上關運氣，下切凋瘵，而寄生命，誰曰小道，能不靈變乎哉。至痘之一證，有常有變，吉凶反覆，生死尤限於日期，一不洞徹，而失圓轉，可生之痘陷於不起，詎以泥文執象，克任斯道乎。論痘自放點以至落痂，賴氣制化其毒，而終始其功，以故前執此，而按期定法，據證立方，雖有不齊，大都以扶元爲重，治毒爲輕，除危慮患，感以虛脱爲虞，常道其宜爾也，抑知痘犯元気烈毒，猶夫火宅，不藥制化有所不及，達氣亦爲毒氣，血亦爲毒血矣，視變爲常，而反倒置，有不速其斃耳，況時有變遷，痘多變局，試閲今之賊、於虛者凡上殘花、發於毒者大林秋葉也、虛與毒之辨、似是者居多、此非成見所能別、亦非聰明所能定也、能以四大機關、一一深求而參合之、痘之不等於前、今之發類於毒、可坐而照矣、今痘悉發於虛、其於充實之體、當不發於幽錄、迺有痘未及發、而便有是慘者、何也、其於薄弱之軀、自不留於塵世、迺有發不煩助、而得有以稱慶者、又何也、衛其毒迫於虛、何得以虛而忽其毒、毒之所在、命懸頃刻、亦奚暇論小而襁褓、大而早婚、與值病後哉、挈其當務之急、得請殺身之毒、斯見大智、余蓋歷來治驗、筆難廣記、信不誣也、妙在參其毒耳、如篇中所載、種種惡形惡色、與夫證狀之猖狂、神情之擾亂、其與氣虛者、固已遠隔參商、更異夫內蘊不拔之毒、見證若虛深潛燎原之火、見症若寒較之暴厲而發揚者、險惡尤爲莫測、恒多並形也、而色獨異、並色也、而形不侔、並見症也、而所致不同、並日期也、而規則難施、細合端詳、無非烈毒肆虐、尚在首尾一轍、法非不動、末路尚有餘氛、舍順與逆之外、凡貴推敲者、往昔容有、今殆罔不其然、是痘雖與逆鄰、未得遽與逆視、而卒流於逆者、非初昧於不知、即攢於不治、有計挽回、且前且却、而存畏縮、比比皆然、以此惡局偏峰、俾不終害於偏、非得偏以偏救、何能以救其偏忌、作所以是名也、譬之冬衣裘夏移葛、寒燠使然也、濟大旱必需霖雨、治洪水自宜排決、事理當然也、行其無事而已、由來治病易、明理難、理明一任、證之縱横變態、不爲似是所眩、不爲規則所盡、不致誤於曲謹、亦不受惑於已甚、隨在皆宜、頭頭是道矣、余少業儒、不獲一售、既思以庸才、縱得偉進於世何補、檢家藏醫籍及諸家痘疹、潛心三載、草草應事、留心於茲、前人不我欺也、殆自甲子更、始於古法所以然者、漸覺不當、所必禁者、漸覺相宜、然猶不敢自信、竊見泥古而執成規者、不革崇補助陽、戕輕變重、重變逆、即知其痘屬血熱、急來緩急、同歸於盡、可勝道哉、儘有不宜凉解、亦不害於參芪者、幸其內無隱伏、外不甚暴、偶合於從治法、非正治當然也、却舍易而求難矣、余雖不敢質爲從事究所以然之故而不得則當然者終難自信謂其先天耶何以今昔乃爾謂其歲氣耶何以歷年無改苦心參究於枕畔間以思民病固因六氣而轉六氣之運本陰陽太乙而分時行物生寒暑代謝陰陽在歲位也總持歲紀充積其數陰陽有大運也必甲子一週而一氣之大成始伏將來乃進自不規規於歲位而得滿充積之數者是則民病之改易其應大運可知蓋大可以賅小小難以該大萬化皆然運於陰陰中亦自有陽是陰爲大而陽爲小矣大運於陽陽中亦自有陰是陽爲大而陰爲小矣逐年歲氣大運之散殊也計歲位而紛更者不明運氣之大局也執一局而

不移者、更令造物無陰陽化工無運氣矣、是大造不分而分、不定而定、謂無定準也、而却有恒、恒則負於久、而有以見其運之大、謂有定準也、而代巡、巡則無定局、而有以見其大而運、以證往昔瘟多虛寒、大運在寒水也、今多烈毒、大運在相火也、相火之為令最厲、民病多暴、邪陽烈火亢極、似水惟此運為然、甚則客忤中惡、凡強力勇者、藥餌有不及待、往往迭見、瘟值其運、無感乎血熱、更多惡暴矣、間有氣虛陽中之陰、終非昔之虛寒、並例往昔寒無血熱、陰中之陽、終非今之烈毒等象、乃知瘟之不同、出自陰陽、而陽在相火、更見獨異、無論與濕土寒水、陰陽殊絕、即如風木、木為火母、風且動爲、非純陽之旨乎、雖火令有待、而陽局基之、是將乘未乘之象也、如燥金、金屬秋陽、燥因火、至非純陽之後乎、雖盛餘必謝、而火局猶存、是將除未除之象也、二氣不得與亢陽比擬、猶謂其陰陽之界耳、乃若君火旺於夏、而象離敷榮暢茂、物皆賴爲火、故名君、純陽得令之象、若過而及熾、不幾與亢陽無別然君火雖熾、水一制而正令即可復也、相火獨異爲者、太虚之邪、陽不藉木生、不受水制、五行常道、不能閑其局者、應瘟烈毒如斯、令不禦之於楷外、垂斃何挽、歷攷方書、惟仲陽清解獨勝、究其功用、適宜君火之時、局僅治毒火之常、全書暨金鏡錄補瀉兼施、其所調劑偶中陰陽之合令、尤爲蹈常之

法諸方得肯綮者亦間有之皆備一時之急至法能禦變不
忽於始不懈於終而斡旋造化良法未之見也惟玉髓篇闡
示奇形怪痘責人不識夫亦當年時值其運而有是痘則是
痘以前寧無是運是運常轉法不及見據能闡者法亦似乎
能備惜知及而力未充尚非勁敵若夫陳魏兩家魏主温補
保元陳主燥實固本一切視以爲末意曩時運必寒水濕土
痘合當然法故得以如是今遇君火陰必變逆一攖相火誠
利刃矣諸家治法得列於前凡有可宗便有當戒惟在取裁
者何如耳何有一薛氏尤取燥實更善述其所著將爲世則
徒知痘之一局不知局以時換知道之一端不知道有全體

若此迷途類推、古來元梟烈毒見有可畏、便處正不敵邪、不
衡勢之孰緩孰急、惟務養生之說矣、能知道無定體、而想圓
轉之法、其識自寡、安望識力並到者乎、致令可生之症、反促
其斃、不責於虛、使咎於逆、冤慘及今而無已也、是道不在求
合運、總以四大機關、一一深求而參合之、邇知病真之所在、
便覺運氣之所致、不求合而有冥合、得其時措之宜、操縱惟
我、心見為異、我得其常、亦何偏之足云、神理不踰常道、惟在
會心者得之、余之妄作、恐在暗中摸索、第與東行而西向者、
即如石如杯、并不得而名狀矣、故不以狂瞽自分、而冒妄作、
不以瑣言為贅、而蹈數窮、良以學至化境、并無可言、魚兔若

未入手筌蹄在所必藉昔節菴陶君著傷寒瑣言諄諄而不憚煩其殆先得我心之所同然者乎妄作粗備諸親友謬爲鑒賞遠遞爲叟授梓余殊慫然從適因兵火中阻得少加參攷今殘年紀七料難精進勉力竣事祈大方誨我旹順治己亥菊月吳興七十老人費啓泰建中氏自序

翟氏良痘科類編釋意

三卷

存

自序曰醫之分科不一若嬰兒謂之啞科疾痛疴痒不能一告於人甚矣幼症之難療也至於痘瘡則尤難療者也見形

出透有時起脹成功有期變化多端數日之間軀命攸關要在預識其機而圖之早一或有悞生死立判醫者不可不慎無奈醫說浩繁遺書傳世或偏於熱或偏於寒言攻者不言補言補者不言攻業醫之人見聞不廣膠執一得宗用熱者憚於寒凉宗用寒者憚於溫熱間有廣博群書自謂得其要領者輒曰七日以前當以清解為主必用凉劑七日以後當以溫補為主必用熱劑不思七日以前倘痘未盡出而純清凉則氣血以寒凉而凝滯何由出透而起發七日以後倘毒未盡解而隨溫補則熱毒蘊蓄而不化何能成漿而結痂每至痘家同儕環集交口相爭諸書在案更翻迭閱俾痘家既

亂于耳、又雜于目、搖搖、莫定、今痘有可生之機者、竟至不救、心甚憫焉、遂舉二十年來所得于衆書、行而有驗者、統會其說、參以己意、使寒熱補瀉隨證變通、因時制宜、了無異同、筆成一書、名曰類編、家藏數載、未敢出示於人、因申酉間時氣流行、痘證大作、小兒患痘、比户皆然、時與同道傳會調理、適一痘證、天庭稠密、則曰毒參陽位、聞之不勝駭異、雖方書有云、氣尊血分者生、毒參陽位者死、蓋別有其意、原非以天庭爲陽位、以天庭稠密、爲毒參陽位之謂也、可見書之悮人多矣、人亦必不悮痘也、因取所集、後益數條、有録古人之論、稍加刪潤、而條暢其說、着有遵古人之意、代爲闡發、而宜明其旨者，大約活潑其法，求其因標識本，即始見終，令補瀉溫凉、通塞汗下，隨證投劑，以證運方，而不以方泥，以我古，而不爲古膠，詞淺不文，意明不晦，炳若日星，覽者易識，更名之曰類編釋意云。

又曰：此一書也，原爲幼學小兒輩開門導路，非敢使高明長者見也。其詞多鄙俚冗俗，其論多重出疊見，無非欲曲暢其說，解釋其意，令學者之易曉耳。如上卷言治痘節要之總括，中卷言因病用方之合宜，下卷言藥性立方之旨規，一一爲之階梯也。見者幸勿哂爲益。都翟良識。

痘疹全書

未見

按右見于山東通志、

馬氏之騏疹科纂要

一卷

存

吴氏學損痘疹四合全書

三卷

存

凡例曰、痘疹諸書金鏡録爲最著、而余家先世所藏痘疹百

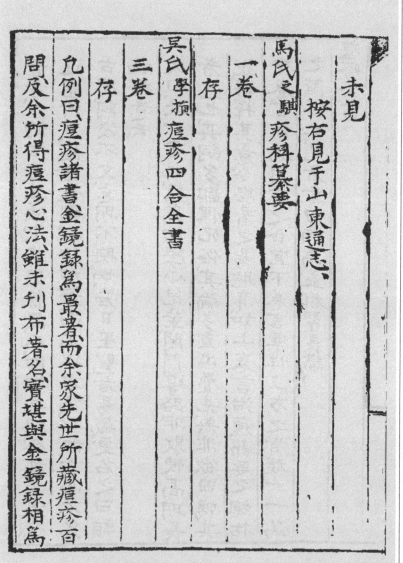

問及余所得痘疹心法、雖未刊布著名、實堪與金鏡録相爲

伯仲兹特合成一書，兼採圖像，以補其未備，共爲四種，故曰四合全書。一痘疹百問辨證辨方，共一百五十有七條，曰百問者，槩舉之也。一百問證由舊抄録失其名，今無從攷作者救世苦心，竟湮没不彰，誠憾事也。兹寧闕其名以覈實，不敢托名以亂真。一痘疹心法，予得之友人戴氏，戴氏吾鄉望族，亦精通醫理者，問其書所自出，亦不知何姓氏，予喜其立論立方之精，常試之證，亦屢驗，因不敢自秘，併公之，以爲兹幼之一助。一痧證金鏡録中，只言其槪，心法中亦有發明，要未爲全書，兹採王宇泰、繆仲醇二先生之書，以補心法之後，名曰增補痳疹心法。一痘疹論雖精詳，苦得圖像而愈顯。是書特採圖像以爲之佐。

按池田柔行曰。是書以金鏡録爲主。然失載之所謂心法者。即玉髓圖像。而集圖者秦氏形色老嫩善惡及順逆險之説。及五運六氣之二圖耳。唯痘疹百問題白嶽吴學損損齋校訂。實不合序及凡例所言。未審何謂。

馮氏兆張痘疹全書

十五卷

存

黄氏序痘科約囊

五卷

存

辨語曰，嘗思保幼莫要於痘科，根於藏府，顯諸皮膚，順逆稍殊，死生立判，寔童稚之大關也，竊怪內經不載，意上古氣淳禀厚，時無此證，故黃岐不言，後世莫宗歟，說者謂此證起於漢兵南征，人衆鬱蒸而成，傳染中國，歷今爲患，前此無方，任其夭折，先哲陳氏錢氏特關之，殫心極慮，各陳治法，實痘家之鼻祖，然陳氏主補，錢氏主瀉，意旨既殊，方術亦異，自丹溪著陳錢優劣論，大率進錢却陳，若東垣，若海藏，若節齋，若紫古，若閻人氏劉氏王氏諸君子，立論不一，而符丹溪之意者居多，苟善用之，均有濟也，今之喜於溫補者，動稱文秀，不問其人壯實，概行丁桂薑附之屬，以致皮潰肉爛，咽瘡目眛，傳諸惡毒，不可治者多矣。喜於凉瀉者，輒祖仲陽，不問其人虛弱，槩行芩連梔蘗之屬，以致脾胃損傷，嘔吐泄瀉，不食痒塌，而死者有矣。嗚呼！此皆泥方以用藥，不審證以裁方，誤人者非方也，乃已見不明，不善用之過也。近有魏氏桂岩、吳氏東園、萬氏密齋三家者，出以痘方甚繁，率撫純劾，各著數千言，足爲痘家正脉。魏氏掃衆轍而更轍，出獨見而立言，排變異歸腎之非，以剖人不決之疑，揭毛甲骨牙之毒，以示人勿罹其害，特製保元湯以固根本，又製水楊湯以宣和氣。其曰始出之前，宜開和解之門；既出之後，當塞走泄之路；結痂之時，清涼漸進甚云未盡補益宜疎有識數言啓蒙解惑發前未發良可師也所惜者不分寒熱不量虛實自始至末一以保元湯主之痘之虛寒者得之矣若實熱者必罹壅毒之害斯不能無遺議耳吳氏例例衆家之言參以心得之秘辨虛實寒熱之異明汗下補瀉之宜備載諸家名方闡陳諸品藥性條分縷析示人活法甚可尚矣但博而寡要使觀者靡所適又謂六日以後製藥用鹽酢夫六日以後痘方起採鹽能發痒酢能破血豈其所宜萬氏視二家尤詳既多辨論且製歌括其主論多強合附會前定一百四十七方有迂遠不切者襲人之舊有而易其名者似亦未盡美焉大抵諸家所著或

狥己見或蹈前說或詳於議論而不備乎方藥或繁乎方藥而不精乎選擇俾後人懷猶豫之疑而抱多歧之歎毋乃非濟世之心乎靈樞曰夫約方者猶約囊也囊滿而弗約則輸洩方成弗約則神弗與俱又曰未滿而知約之以為工不可以為天下師余故博採諸名家之說而返於約名曰約囊先之以議論人覽而易明次之以歌賦文順而易讀詳其圖說可按而決死生列其成方可攷而極險證鑑乎古而不泥乎古師其意而不滯其跡使表裏寒熱氣血虛實之辨燦若列星煥如觀火非敢謂切信古人或於刪述之意竊有得焉耳抑更有進焉夫醫者意也隨時變易而無不宜也若能順天

時度地宜察人事於以審病勢之順違詳藥理之宜異庶萬舉萬全而童稚無夭折之患矣

李氏著痘疹要略

四卷

存

自序曰夫醫學所埀列有四科而四科之中惟兒科為最難以其問無所施而切難於用也至兒科之中惟痘科為尤難以其變端在頃刻而虛實不易辨也見夫世之業痘科者初則發表鬆肌繼則清火解毒其後則行漿托裏此外無餘法矣動則曰發欲其透出欲其盡不問表氣之虛實而任意表

發難肝人耳，無所不進，至皮肉虛腫而痘仍不起者有之；元氣盡發於外，而痘不能内回者有之。動則曰火欲其清，毒欲其解，不顧裏氣之虛實，而肆用寒涼，芩連大黄無所不投，至血凝氣餒而痘反冰伏者有之，胃寒脾泄而痘久内陷者有之。噫，可慨矣！不知痘瘡一證，虛實由於稟賦之厚薄，故密而重者，竟獲安全，疎而輕者，反致危殆。輕重隨乎運氣之變遷，故重則俱重，輕則俱輕。然稟賦所偏者少，而運氣所關者衆，所以不明三元甲子與五運六氣者，不可以業痘科。如上元一白、中元四綠、下元七赤，各管六十年，謂之大運。其中一白管上元之上，爲水運；二黑管上元之中，爲土運；三碧管上元之下為木運，四綠管中元之上為木運，五黃管中元之中為土運，六白管中元之下為金運，七赤管下元之上為金運，八白管下元之中為土運，九紫管下元之下為火運，循序遞遷，各管二十年，謂之小運，大運統其權，小運司其令，此洛書之定理也。古人以河圖之先天五行論體，以洛書之五行論用，良有以也。至於各年歲氣，又有五運六氣之不同，如甲己為土運，喜㷮而惡寒；乙庚為金運，喜清而惡燥；丙辛為水運，欲㷮而怕冷；丁壬為木運，發達而惡鬱；戊癸為火運，宜凉而厭熱。此五運之遞遷也。六氣者，如子午一年，少陰君火司天，卯酉燥金在泉，而卯酉二年則反之。丑未二年，太陰濕土司天太陽寒水在泉、而辰戌二年則反之、寅申二年、少陽相火司天、厥陰風木在泉、而巳亥二年則反之、此六氣之流轉也、一歲之中、又有主氣之值月令、客氣之重加臨、俱當分別而爲治者也、歧伯曰、厥陰司天、其化以風、少陰司天、其化以火、陽明司天、其化以躁、太陽司天、其化以寒、經曰、不知年之所加、氣之盛衰、虛實之所起、不可以爲工矣、蓋司天行天之令、上之位也、故主上半年、在泉主地之化、行平地中、下之位也、故主下半年、歲運主天地之間、人物化生之氣、中之位也、故主一歲之中、運氣之理者、此其詳且悉也、可不察乎、夫瘧內發於藏府、外應乎氣運、天動人隨、毫髮不爽、是故治瘧者、以明氣運爲急也。然則錢氏之用清涼，陳氏之用溫補，皆非二子之偏見，乃運氣之所值宜爾也。即如救偏瑣言一書，闡發皆有至理，論證備極詳明，雖以清火解毒爲主，而其中不無補法，但以大黃爲首重者，因其時值下元甲子，九紫火運二十年，所以宜瀉者十之七八，宜補者十止二三。後人讀其書，而不知其故，欲執一法以通治遞遷之運氣，有是理乎。乃今時值上元甲子，運氣屬水，若肆用苦寒，而不知反，保赤者能無隱憂乎。余徧觀痘科諸書，無過乎王宇泰先生所輯幼科第，合刻於群集之中，部籍甚多，而且彙纂諸家方論，博而太繁，恐學者難於檢閱，故特抽其尤，而撮其要，咀其微而啜其華，爲之因時上下，酌古宜今，不泥乎法，而遵其法，不執乎方，而準其方，允閲是編者，必會通乎補瀉温凉之旨，而神明變化乎間也，彼守一隅之見，而執一定之法者，未可與適道而言權矣，至若痘疹之首重氣運，古人言之詳矣，非創見也，因悉之簡端，借以問世，不知然乎否乎，故爲之叙若此，康熙辛巳歲孟冬之月，古越李普東白梅山氏書，

談氏金章誠書痘疹

三卷

存

張氏琰種痘新書

十二卷

存

自序曰：今夫創千古未有之奇，裁一心獨得之蘊，以新岐黄之耳目者，乃得謂之新。若治痘之家，名賢濟濟，即治痘之法，汗棟盈盈，但墨守一室者，拘管見而不能通；循行故轍者，泥常法而不知變，率由舊章，陳陳相因已耳。即以舊章而論，宇内方書，綱無種痘之説，豈治痘之方，則宜傳之於世，而種痘之術，不可向人言乎？蓋秘其訣而不肯筆之于書，私其术，方不欲公之于世也。余今乃洩人之所未洩，傳人之所不傳，書不云新，亦何云乎？或云：痘爲最險之證，當天行癘疫，人皆惶恐方思遠避之不暇，況集嬰孩小子，無影無端，取而種之，是舉無疾之人，憑空而投之以病也，仁者將安忍乎，余曰，不然，痘乃先天之毒，方陰陽交感之際，早已植根于胎元，一遇五運變遷，時行疫氣之感，從未有不發者，若俟其既發而始圖之，則疫氣流行，症多不順，又或付之庸手，表裏虛實之莫辨，溫涼和解之不明，既不能起死以回生，又歸咎於天災之作孽，此余所以痛心疾首，不能不致嘆於消患未萌，保安未危者，其功為甚鉅也，惟于無事之日，以佳苗而引胎毒，斯毒不横，而證自順，敢曰人謀能奪造化之柄哉，亦趨吉免凶，保安無危，仁人慈幼之善術耳，余祖承聶久吾先生之教，種痘其奕已經數代，余讀父書，遍臨痘症，幾及萬人，用數十年艱苦之思，日憂勤於治痘之法，師古而不泥於古，讀書不盡信其書，辨症發藥，因病制方，重可使輕，逆可使順，危可使安，雖遇不治之症，亦或爲之治矣，但年暮力疲，撫後四方之志，爰將生平學力，悉筆于書，非敢曰創千古未有之奇也，特以獨得而心裁者，公之于世，以補慈幼之術，而新岐黄之耳目云爾，故題之曰種痘新書，乾隆六年，辛酉歲次，仲春穀旦，三山汀郡寧陽張琰遜玉題。

朱氏錫嘏 痘疹定論

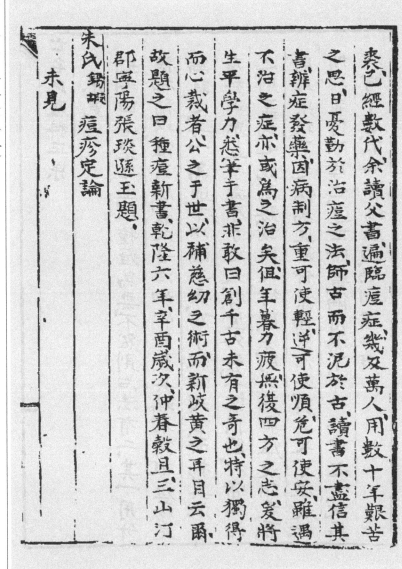

未見

亡名氏痘科正宗

未見

李斗曰、小兒之生、以種痘爲要、不然則治法有二、其一用升提托補、以催其膿、聶久吾治幼心法發其端、朱錫嘏痘疹定論詳之、其一爲通下以瀉其毒、始于救偏瑣言、而揚其流于痘科正宗、蓋痘毒原于先天、勢宜外發、不容內解、以常法治之、則聶氏之說爲勝、或因天行感染、則其病與瘟疫相表裏、則正宗攻下之法爲宜、此仲景傷寒治法、與吳又可瘟疫論、所以並行不悖也、近世時醫、偏用瀉下、一二好古之士、執聶以呵斥之、不知皆偏論也、揚州畫舫録

吳氏建鈺異傳稀痘經驗良方

一卷

存

亡名氏痘疹傳心錄

十九卷附慈幼傳心、採痧種痘法、

未見

按右見于彙刻書目、程永培六醴齋醫書、

舒氏詔痘疹真詮

一卷

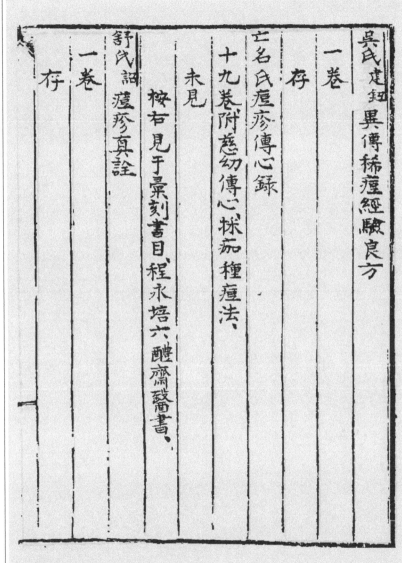

存

醫籍考卷七十八

醫籍考卷七十九

東都　丹波元胤紹翁　編

史傳

甘氏伯宗名醫傳（宋史作歷代名醫錄）

新唐志七卷

佚

李氏濂醫史

明史十卷

存

凡例曰：歷代名醫凡史傳所載者，謹備録之於前五卷矣，其有散見各家文集者亦録之以備遺則俱列於後五卷、一古之名醫前史已有傳者既録之矣乃若張仲景王叔和啓玄子皆醫之宗也良不可無傳今皆補之其絶無事實如巫咸巫彭矯氏俞氏盧氏崔文子公孫光之類則闕之、一凡各家文集中所載序記雜文凡爲名醫而作者寔繁其篇卷弗録蓋不可勝録也、一諸名醫學本素難方術醇正者則録之如晉書所載佛圖澄單道開之類頗涉幻誕悉黜不録恐滋後人之惑、一凡區區別有見聞本傳之所未及者或間有一得之愚亦潛附傳後以諗觀者、一近代名醫如劉守眞張子和李明之諸子平生著述頗多其治療奇驗不可勝數，而金元史載之甚畧，今姑依史錄之，不敢增也。

明史藁曰：李濂，字川父，祥符人。舉正德八年鄉試第一，明年成進士，授沔陽知州，稍遷寧波同知，擢山西僉事，嘉靖五年，以大計免歸，年纔三十有八。濂少負俊才，時從俠少年，聯騎出城，搏獸射雉，酒酣悲歌慨然，慕信陵君侯生之爲人。一日作理情賦，友人左國璣持以示李夢陽，夢陽大嗟賞，訪之吹臺，濂自此聲馳河雒間。既罷歸，益肆力於學，遂以古文名於時。初受知夢陽，後不肯附和，里居四十餘年，著述甚富。

四庫全書提要曰：醫史十卷，明李濂撰。是編採錄古來名醫，自左傳醫和以下，迄元李杲，見於史傳者，五十五人，又采諸家文集所載自宋張擴以下、迄於張養正、凡十人、其張機王叔和王冰王履戴原禮葛應雷六人、則濂爲之補傳並傳之、後濂亦各附論斷、然如醫和診晉侯而知趙孟之死據和所稱主不能禦吾是以云蓋以人事天道斷之、而濂以爲太素脈之祖、扁鵲傳中趙簡子齊桓公虢君、各不同時、自爲史記好奇之誤、而濂不訂正、葛洪自屬道家、但偶集方書、不聞治驗、乃一概收入、則陶宏景之撰名醫別錄、有功本草、何以見遺、褚澄遺書僞託顯然、乃不能辨別、反證爲真本、至於宋僧智緣求傳、但有善醫二字、別無治驗、特以太素脈知、與張擴具有醫案者迴別、載之醫家、尤爲濫及、遼濟魯古案濟魯古原作直魯古古今改正。亦更無一事可述。但以長亦能醫，專車鍼灸二語，遽爲立傳，則當立傳者，又何限乎。濫他書頗可觀，而此書乃冗雜特甚，殊不可解。惟其論倉公神醫，乃生五女而不生男，其師公乘陽慶亦年七十餘，無子，以證醫家無種子之術，其理爲千古所未發，有足取焉。

程氏伊醫林史傳

醫藏目錄四卷

未見

醫林外傳

醫藏目錄六卷

未見

史傳拾遺

醫藏目録一卷

未見

王氏宏翰古今醫史

未見

按右見于吳縣志

程氏雲鵬醫人傳

未見

程雲鵬曰：醫人傳，軒岐而下，代不乏人，採輯成編，表其功能闕其謬誤，學者獲所適從，生民安得無濟。

按

殷氏仲春醫藏目錄

一卷

存

殷仲春曰，平生嗜醫家書，恨不多見，僕在寧國，日暇無事，而江西朱紱宇先生，處久識寧國諸醫家，并仕宦家，以饒道尊命，校一刺借觀，然後知醫書之浩汗也，今列爲十數函，標爲函目，使仁人求其書，而廣濟於群生也，饒道尊爲浙省提學，酷愛醫家之籍，所收甚富，寧國日出所藏，攷訂校正，雖不記其卷帙，聊記名目焉。

又曰：按醫藏録者，取諸如來法藏，權立其名，以濟度群生也。世人珍重嚴敬者，莫如內典，廣被獲濟者，亦莫過內典。昔庾信竊佛記，以藻麗其文，罪生孽現。予借如來藏名，以救困厄，即如汲黯矯詔發粟，以濟饑民，漢武英主而不罪。又如周室不朝，桓文不得不令諸侯也。况佛藏有藥師之經，勸禮懺誦，即得清凉解厄，醫藏爲世實，罪過或宥。

王氏宏翰　古今醫籍志

未見

按右見于吳縣志。

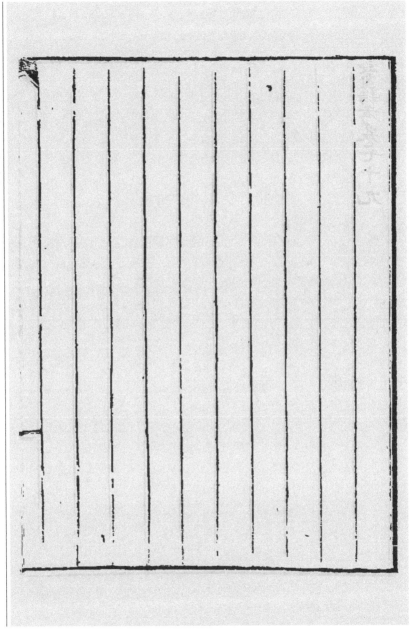

醫籍考卷七十九

醫籍考卷八十

東都　丹波元胤紹翁　編

運氣

太始天元册文

佚

素問補篇天元紀大論、鬼臾區曰、臣積攷太始天元册文曰、大虛寥廓、肇基化元、萬物資始、五運終天、布氣神靈、總統坤元、九星懸朗、七曜周旋、曰陰曰陽、曰柔曰剛、幽顯既位、寒暑弛張、生生化化、品物咸章、臣斯十世、此之謂也、

王冰曰、天元册、所以記天真元氣運行之紀也、自神農之世、

鬼臾區十世祖、始誦而行之、此太古占候靈文洎乎伏羲之
時、已鐫諸玉版、命曰冊文、太古靈文故命曰太始天元冊文、
林億等曰、詳今世有天元玉冊、或者以謂即是太始天元冊
文、非是、

太始天元玉冊元誥
十卷
未見

呂復曰、太始天元玉冊元誥十卷、不知何人所作、歷漢至唐、
諸藝文志俱不載録、其文自與內經不類、非戰國時書、其間
有天皇眞人、昔書其文、若道正無爲、先天有之、太易無名、先

於道生等語，皆老氏遺意，意必老氏之徒所著。大要推原五運六氣上下臨御、主客勝復、政化淫正及三元九宮太乙司政之類，殊爲詳明，深足以羽翼內經。六微旨五常政等論，太玄君扁鵲爲之註，猶郭象之於南華，非新學之所易曉。觀其經註一律，以出一人之手，謂扁鵲爲黃帝時人，則其書不古，謂扁鵲爲秦越人，則傳中無太玄君之號。醫門假託，率多類此。九靈山房集滄洲翁傳

王氏冰玄珠密語 宋志作素問六脉玄珠密語，國史經籍志作素問六氣玄珠密語。

藝文略十卷 宋志作一卷，謁國史經籍志作十七卷，道藏基字號中所輯亦同。

存

自序曰、余少精吾道、苦志文儒、三冬不倦、於寒窻、九夏豈辭於炎暑、後因則天理位、而廼退思休儒、繼日優游、棲心正道、每思大數、憂短景、以無依、欲究真筌、慮流年而不久、故乃專心問道、執志求賢、得遇玄珠、廼師事之、爾即數年間、未敢詢其太玄至妙之門、以漸窮淵源、乃言妙旨、授余曰、百年間可授一人也、不得其志求者、勿妄泄矣、余即遇玄珠子、與我啓萌、故自號啓玄子也、謂啓問於玄珠子也、今則直書五本、每本一十卷也、頭尾篇類義同、其目曰玄珠密語、乃玄珠子密而口授之言也、余於百年間、不逢志求之士、亦不敢隱沒聖人之言、遂書五本、藏於五嶽深洞中、先饗山神、後乃藏之、恐後人志求者、可以遇之、如得遇者、可以珍重之寶愛之、勿妄傳之、不得其人、不可輕授爾、此玄珠子授余之深誠也、此十卷書、可見天之令運之化、地產之物、將來之災害、可以預見之、素問中隱奧之言、可以直而申之、可以修養五内、資益群生、有罰強補弱之門、有袪邪全正之法、故聖人云、天生天殺、道之理也、能究其玄珠之義、見之天生、可以延生、見之天殺、可以逃殺、陰符經云、觀天之道、執天之行、盡矣、此者是人能順天之五行六氣者、可盡天年一百二十歲矣、其有夭亡、蓋五行六氣、迭相罰天、故祖師言六氣之道、本天之機、其來可見、其往可追、可以法之、玉版藏之金櫃、傳之非人、殃墮九祖

王冰曰，辭理秘密，難粗論述者，別撰玄珠，以陳其道。素問次註序

林億等曰，詳王氏玄珠，世無傳者，今有玄珠十卷，昭明隱旨三卷，蓋後人附託之文也，雖非王氏之書，亦於素問第十九卷至二十二卷，頗有發明，

呂復曰，玄珠密語十卷，乃啓玄子所述，其自序謂得遇玄珠子而師事之，與我啓蒙，故自號啓玄子，蓋啓問於玄珠也，月曰玄珠密語，乃玄珠子密而口授之書也，乃攷王氏素問序云，辭理秘密，難粗論述者，別撰玄珠，以陳其道，二序政自相戾，意者玄珠之名，取諸莊子所謂黃帝遺玄珠，使罔象得之之語，則師事玄珠子，而號啓玄者，皆妄也，宋高保衡等校

正内經曰、詳王氏玄珠、世無傳者、今之玄珠、乃後人附託之之耳、雖非王氏之舊、亦於素問十九卷二十二卷、頗有發明、余嘗合素問觀之、而密語所述、乃六氣之説、與高氏所指諸卷全不侔、疑必刊傳者所誤也、原其所從、蓋攗摭内經六微旨、及至真要等五篇、消天元玉冊要言、而附會雜説、其諸紀運休祥之應、未必可徵、實僞書也、荀啓玄別撰、果見于世、又豈止述氣運一端而已、覽者取其長而去其短可也（九靈山房集滄洲翁傳）

錢曾曰、玄珠密語十七卷、唐啓玄子王冰、述其師密授之口語也、冰云、能究其言、見之天生、可以延生、見之天殺、可以逃殺百年間不逢志求之士、遂書五本、藏五岳深洞中、遇者可寶愛之、冰之言如此、余讀其書、浩瀚委曲、莫得其津涯、大概直申素問六氣之隱奧耳、讀書敏求記

四庫全書提要曰、玄珠密語十七卷、舊本題唐王冰撰、冰有黃帝素問註、素問序稱、詞理秘密、難粗論述者、別撰玄珠、以明其道、則冰實有玄珠一書、然考冰爲寶應時人、官至太僕令、而此書序中、有因則天理位、而退志休儒之語、時代事蹟、皆不相合、其書亦素問五運六氣之說、而敷衍之、始言醫術浸淫及於測望占候、前有自序、稱爲其師玄珠子所授故曰玄珠密語、又自謂以啓問於玄珠、故號啓玄、然考冰所註素

問義蘊宏深、文詞典雅、不似此書之迂怪、且序末稱傳之非人、殃及九祖、乃粗野道流之言、序中文謂余於百年間不逢志求之士、亦不敢隱沒聖人之言、遂書五本、藏之五岳深洞中、是直言藏此書時、其年已在百歲之外、居然自號神仙矣、尤怪妄不可信也、宋高保衡等校正內經云、詳王氏玄珠、世無傳者、今之玄珠乃後人附託之文耳、雖非王氏之書、亦於素問十九卷二十四卷頗有發明、則宋時已知其僞、明洪武間呂復作群經古方論云、密語所述乃六氣之說、與高氏所指諸卷全不侔、則呂復所見者、併非高保衡所見、又僞本中之重僞、且鄭樵通志略、稱玄珠密語十卷、呂復又稱十卷、而此本乃十七卷，則後人更有所附益，又非明初之本矣。術數家假託古人，往往如是，不足詰也。其書舊列於醫家，今以其多涉禨祥，故存其目於術數家矣。

昭明隱旨三卷

佚

林億等曰：昭明隱旨三卷，與今世所謂天元玉冊者，正相表裏，而與王氏之義多不同。

啓玄子天元玉冊

讀書後志三十卷

佚

趙希弁曰、右啓玄子撰卽唐王冰也、書推五運六氣之變

藍先生闕名素問入式鈐

藝文畧一卷

佚

亡名氏三甲運氣經

藝文畧三卷

佚

趙氏從古六甲天元運氣鈐舊訣撰人名氏今據宋志訂補

藝文略二卷

佚

亡名氏五運六氣玉鎖子

藝文畧三卷

佚

劉氏溫舒素問論奧

藝文畧四卷讀書後志作三卷是

存

自序曰夫醫書者乃三墳之經伏羲覽天文造甲曆神農嘗百藥制本草黄帝論疾苦成素問因知其奧妙不易窮研自非留心刻意豈達玄機且以其間氣運最為補瀉之要雖備

見黃帝與岐伯鬼臾區問對、分糅篇章、卒無入法、稍難施用、余性識偏陋、竊慕真風、棲心聖典、積有歲月、雖吏役勞塵之暇、亦未嘗暫捨、筆華斯文、必以盈軸、莫不究源附說、解惑分圖、括上古運氣之秘文、撮斯書陰陽之精論、若網之在綱、珠之在貫、粲然明白、蔑明與義、咸有指歸、詎飾文辭、庶易曉暗、使覽者經目、頓知妙道、幾過半矣、詎敢治譽、且畏醫藥之差誤、遺人夭殃、絕人長命、爾元符己卯歲丁丑月望日序、

趙希弁曰、運氣論奧三卷、右皇朝劉溫舒撰、溫舒以素問氣運、最為治病之要、而答問紛揉、文辭古奧、讀者難知、因為三十論、七十二圖、上于朝、

四庫全書提要曰、素問入式運氣論奥三卷、附黄帝内經素問遺論一卷、宋劉温舒撰、温舒里居未詳、前有元符己卯自序、題朝散郎太醫學司業、蓋以醫通籍者也、晁公武讀書志云、温舒以素問氣運爲治病之要、而答問紛糅、文辭古奥、讀者難知、因爲三十論、二十七圖、上於朝、今詳考其圖、實二十九、蓋十干起運、十二支司天、二圖、原本別題曰訣、故公武不以入數、僅曰二十有七、其論爲三十一篇、末五行勝復論一篇、原本別註附字、故公武亦不以入數、僅曰三十也、卷末附刺法論一卷、題曰黄帝内經素問遺篇、案刺法論之亡、在王冰作註之前、温舒生北宋之末、何從得此、其註亦不知出自何人，殆不免有所依託，未可盡信焉。《紘國史經籍志》載此書四卷，合此論爲一書，益舛誤矣。

馬氏昌運黄帝素問入試秘寶

宋志七卷

佚

陳氏蓬天元秘演

宋志十卷

佚

葉氏列五運指掌賦圖

書録解題一卷

佚

劉氏完素內經運氣要旨論舊作素問要旨、今據原病式序訂正、

國史經籍志八卷世善堂書目作一卷、

未見

劉完素曰世俗或以謂運氣無徵而爲惑人之妄說者、或但言運氣爲太道玄機、若非生而知之、則莫能學之者、由是學者寡、而知者鮮、設有攻其本經、而後有註說雕寫之誤也、況乎造化玄奧之理、未有比物立象以詳說者也、僕雖不敏、以其志慕茲道、而究之以久、略得其意、惜乎天下尚有未若僕之知者、據乎所見而輙伸短識、本乎三墳之聖經、兼以衆賢

之妙論、編集運氣要妙之説、十萬餘言、九篇三部、勒成一部、命曰内經運氣要旨、備見聖經之用矣。原病式序

亡名氏運氣圖解

一卷

存

按是書、附刻于張卿子仲景全書、頃又見元板零册、不載撰人名氏、

鄧氏燚運氣新書

佚

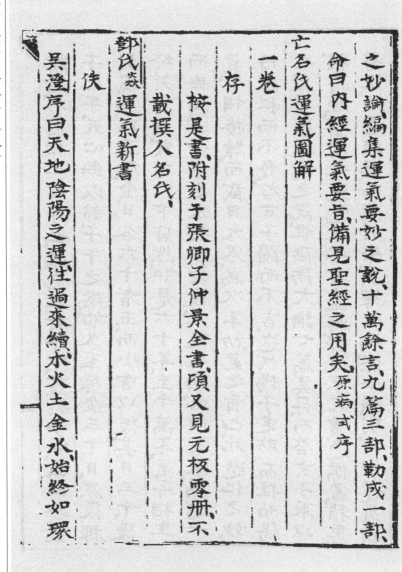

吳澄序曰、天地陰陽之運、往過來續、木火土金水、始終如環

斯循六氣相生之序也。歲氣起於子中，盡於子中，故曰冬至
子之半，天心無改移，子午之歲，始冬至燥金三十日，然後禪
於風木，以至燥金，日各六十者五，而小雪以後，其日三十，後
終於寒水，寅申以下皆然。如是六十年，至千萬年，氣序相生
而無間，非小寒之末無所於授，大寒之初無所於承，隔越一
氣，不相接續，而截自大寒爲次年初氣之首也。此造化之妙，
內經秘而不發，啓玄子闕而不言，近代楊子建昉而推而得
之。夫醫家運氣之說，惟陰陽大論七篇具存，而啓玄子取以
補內經，醫流之究竟及此者蓋鮮。鄧焱京文貫通儒書，精專
醫伎，純學謹審，而篤於學，演繹七編，條分類别，目曰運氣新

書經文註義采拾靡遺凡著書欲以明運氣者未有能若是賅且悉也予又因楊氏所推特表古聖先賢未發未言之奥于其篇端鄧氏之此書之行於世也可無毫髮罅漏矣文集

曹氏大本運氣攷定

佚

吳澄序曰邵氏謂素問密語之類得術之理鄆城曹君大本彥禮又嗜邵子書而尤究意於素問密語運氣之說裒集大論三卷密語七卷亦勤矣吾鄉有醫士鄧氏所編運氣新書相近而微不同予嘗爲之序噫世之言運氣者率以每歲大寒節爲今年六之氣所終來年一之氣所始其終始交隔越

一氣不相接續、予嘗疑於是、後見楊子建通神論、乃知其論已先於予、孝禮父好邵學、予請以先天後天卦明之、夫風木冬春之交、東北之維、艮震也、君火春夏之交、東南之維、震巽也、相火正夏之時、正南之方、離也、濕土夏秋之交、南西之維坤兌也、燥金秋冬之交、西北之維、兌乾也、寒水正冬之時、正北之方、坎也、此主氣之定布者也、地初正氣子中、而丑中震也、地後間氣丑中也、卯中離也、奏前間氣卯中、而巳中兌也天中天氣巳中、而未中乾巽也、天後間氣未中、而酉中坎也地前間氣酉中、而亥中艮也、地終正氣亥中、而子中坤也、此客氣之加臨者也、主氣土居二火之後、客氣上行二火之間、終艮始艮後天卦位也始震終坤先天卦序也世以歲氣起大寒者似暢後天終艮始艮之文然而非也子建以歲氣起冬至者冥契先天始震終坤之義子午歲之冬至起燥金而生丑中之寒水丑未歲之冬至起寒水而生丑中之風木寅申歲起風木卯酉歲起君火辰戌歲起濕土巳亥歲起相火皆肇端於子半六氣相生循環不窮豈歲歲間斷於傳承之際哉然則終始于艮者可以分主氣所居之位而非可以論客氣所行之序也彥礼父於經傳之所已言采拾詳矣惟此說乃古今之所未發欲爲論之以補遺闕彥礼父天資淳實於書無不讀而慕邵子甚至昔司馬公與邵子同時而師尊之

注太玄譔潛虛篤學請修吾彥禮父之資其幾乎予忝與之

聚處國學獲其書遂爲志其卷首文集

呂氏復運氣圖說

未見

按右見于九靈山房集滄洲翁傳

亡名氏運氣精華

文淵閣書目一部一冊闕菉竹堂書目作一卷

未見

熊氏宗立素問運氣圖括定局立成

一卷

存

四庫全書提要曰、素問運氣圖括定局立成一卷、明熊宗立撰、宗立字道軒、建陽人、劉剡之門人也、好講陰陽醫卜之術、是書以素問五運六氣之説編爲歌辭、又有天符歲會之説、以人生年之甲子、觀其得病之日、氣運盛衰、決其生死、醫家未有用其法者、蓋本五運六氣、以生尅制化、推其王相休囚而已、初無所徵驗也、

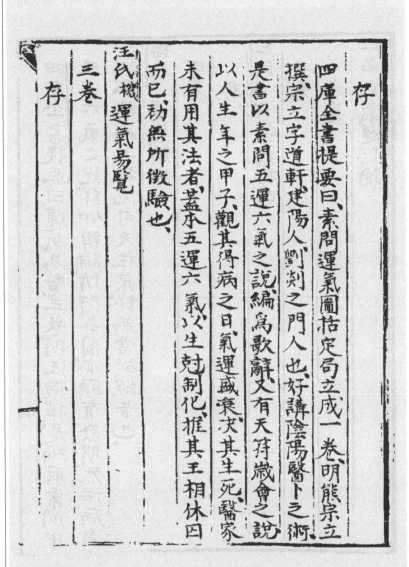

汪氏機運氣易覽

三卷

存

四庫全書提要曰、運氣易覽三卷、明汪機撰、是編取素問中五運六氣之說、詳加辨論、所行各圖、亦頗有發明、然治病自以脈證爲主、拘泥司天在泉、終無當於經旨也、

樓氏英運氣類註

四卷

存

王氏三傑運氣指明

二卷

未見

亡名氏氣運總論

一卷

未見

桉右二書見于澹生堂書目

亡名氏運化玄樞

未見

桉右見于絳雲樓書目

呂氏夔運氣發揮

未見

桉右見于江陰縣志

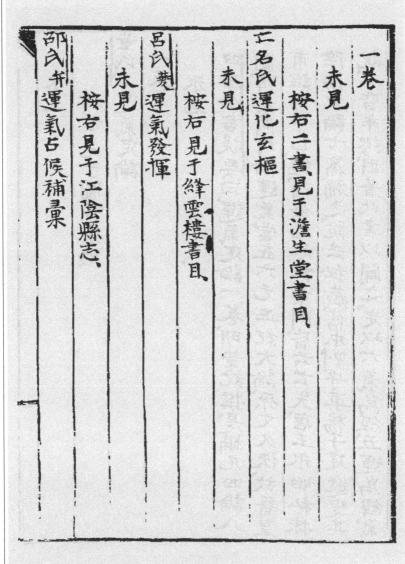

邵氏弁運氣占候補彙

未見

按右見于圖書集成、

董氏說運氣定論

一卷

未見

四庫全書提要曰、運氣定論一卷、明董說撰、是編凡四論八圖辨素問所論運氣當在六元正紀大論、原文久佚、故晉皇甫謐作甲乙經、隋全元起註素問、皆云亡失、唐王冰始私採陰陽大論七篇補之、說云秘藏舊本、劉守真楊子建遞變其說亦皆乖謬、因著此書以闢之、定以六氣爲經、五運爲緯、氣

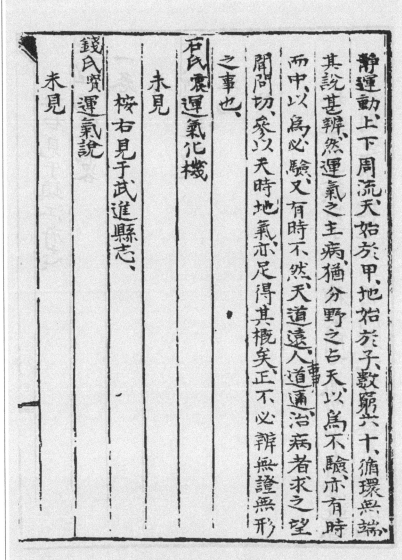

靜運動上下周流，天始於甲，地始於子，數窮六十，循環無端。其說甚辨，然運氣之主病，猶分野之占天，以爲不驗，亦有時而中，以爲必驗，又有時不然。天道遠，人道邇，治病者求之望聞問切，參以天時地氣，亦足得其概矣，正不必辨無證無形之事也。

石氏震運氣化機

未見

按右見于武進縣志。

錢氏寶運氣說

未見

桉右見于鎮江府志、

張氏三錫運氣畧

一卷

存

李氏仲梓運氣攷

未見

桉

桉運氣之説、出于王氷補素問七篇而見于褚澄遺書、

然則運氣之説起于六朝間者乎、褚書蓋蕭淵所依托、

也、隋蕭吉五行大義上自經傳、下至陰陽醫卜之書、凡言涉五行者、莫不蒐輯特至五運六氣勝復加臨之義、則片言隻字無論及者其起于隋以後確乎可知矣、其說湊合緯醫二書所立、自是一家言、未知創于何人但至王氷、採而闌入素問篇內、其說始顯然竟唐代猶未聞有言之者、及宋楊子建沈存中劉温舒篤信之、以爲表章、然其泛濫不經、與靈素之旨相乖五變篇雖有先立其年、以知其時之語、是則歲露篇所謂三虛三實之義、與加臨勝復等說不同、乃不唯無稗治術、後世醫家爲之眩惑、爲害不尠、先子嘗於所著醫賸、極辨其妄、而

古人亦有議及之者、今採録其説、以備鏡攷、褚澄遺書
曰、尹彦成問云、五運六氣是耶非耶、曰大撓作甲子、隸
首作數、志歲月日時遠近耳、故以當年爲甲子歲、冬至
爲甲子月、朔爲甲子日、夜半爲甲子時、使歲月日時、積
一十百千萬、亦有條而不紊也、配以五行、位以五方、皆
人所爲也、歲月日時、甲子乙丑、次第而及、五地五行、寒
暑風雨、倉卒而變、人嬰所氣、疾作於身、氣難預期、故疾
難預定、氣非人爲、故疾難人測、推驗多舛、拯救易誤、俞
扁弗議、淳華未稽、吾未之見其是也、黄魯直通神論序
曰、余有方外之友曰揚从、常謂五運六氣、視其歲而爲

藥石、雖仲景猶病之也、王履溯洄集曰、運氣七篇、與素問諸篇、自是兩書、作於二人之手、其立意各有所主、不可混言、王冰以為七篇參入素問之中、本非素問元文也、黃仲理傷寒類證辨惑曰、夫運氣應時交反脈者、謂取其加臨時日、以診平人、驗其病不生死於將來、非傷寒已病脈之比也、蓋傷寒有是證、則有是脈、如傷寒脈緊、傷風脈緩、是也、有是證而不見是脈者、故云反之一字也、溫舒浦雲守真三家之說、豈敢附于仲景之篇、特後人好事者為之耳、萬全痘疹心法曰、運氣之論、岐黃之秘旨、專論其年、非謂起病日也、傷寒鈐法、以日起病、歸號求方不惟失軒岐之意而且亂長沙之法矣况主客之氣勝復之變一歲之中難以逆料豈可以是料病吉凶也信如其言太乙天符日起病者凶則太乙天符年有病者皆不可治也周禮醫聖階梯曰運氣治傷寒以病者之所生年月日時合得病之日時推筭五運六氣與傷寒六經證候無不吻合謂某日當得某經某經當用某藥而以張仲景一百一十有三方按方施治如太陽無汗麻黃湯有汗桂枝湯之類此無稽之術殺人之方也世之業醫者欺人罔天動以五運六氣爲言殊不知寒毒之氣入人腠理相搏于榮衛之間怯者則着

而成病矣壯者氣行、即時未病、或過一二日、或過三四日而始覺則得病之日、無真正之日矣、以此不真正之日而謂其日當得某經、某經當用某藥、正所謂差之毫厘、謬以千里、禍不旋踵、况運氣推算、假饒得真正之日、萬無是理耶、予故曰、運氣不可適從也、繆希雍本草經疏曰、原夫五運六氣之說、其起於漢魏之後乎、何者張仲景漢末人也、其書不載也、華元化三國人也、其書亦不載也、前之則越人無其文、後之叔和鮮其說、予是以知其爲後世所撰、無益於治療、而有誤乎來學、學者宜深辨之、予見今之醫師、學無原本、不明所自、侈口而談莫不動云五運六氣將以施之治病譬之指筭法之精微謂事物之實有豈不誤哉殊不知五運六氣者虛位也歲有是氣至則筭無是氣至則不筭既無其氣焉得有其藥乎一言可竟已其云必先歲氣者譬夫此年忽多淫雨民病多溼藥宜類用二术苦温以燥之佐以風藥加防風羌活升麻葛根之屬風能勝濕故也此必先歲氣之謂也其云毋伐天和者即春夏禁用麻黄桂枝秋冬禁用石膏知母芩連芍藥之謂即春夏養陰秋冬養陽之義耳乃所以遵養天和之道也昔人謂不明五運六氣檢徧方書何濟者正指後人愚蒙不明五運六

氣之所以、而誤於方冊所載、依而用之、動輙成過、則雖檢徧方書、亦何益哉、予少檢素問、中載有是說、既長游於四方、見天下醫師與學士大夫在在談說其義、於時心竊疑之、又見性理所載元儒草廬吴氏於天之氣運之中、亦備載之、予益信其爲天運氣數之法、而非醫家治病之書也、後從敝邑見趙少宰家藏宋板仲景傷寒論、皆北宋善板、始終詳檢、並未嘗載有是說、六經治法之中、亦並無一字及之、予乃諦信予見之不謬、而斷非治傷寒外感之說、何夢瑶醫碥曰、運氣之說拘牽不通、固爲有識者所不信、然其大指在詳舉六氣有許多變幻，寒中有熱，熱中有寒，邪正交錯，番變紛紛，莫可紀極，一以明人之病源，一以例人之病情耳。明人之病源者，言人感六氣而生病，欲人細推所感之氣，其中有無夾雜他氣，當兼治也。例人之病情者，天地之氣變幻無定，則人身之氣亦變幻無定，而病情不可以一律拘也。如冬月固屬寒氣司令，然亦有客熱加臨，故冬亦有温時，所謂非時之煖也。今于冬月病外感，則未知爲感寒而病歟？抑感非時之温而病歟？是其源所當察也。寒氣在上，則陽伏地中，故土上凛冽，而井泉温煖，以驗人身，則外感于寒，則内鬱爲熱也。是其情之有可例也。此言運氣者之大指，取其大者，畧其煩碎，棄其紕繆，而實實體驗于人身，是在善讀書者耳。又曰：徐靈胎醫學源流論曰：司天運氣之說，黃帝不過言天人相應之理如此，其應驗先候于脉。凡遇少陰司天，則兩手寸口不應；厥陰司天，則右寸不應；太陰司天，則左寸不應；若在泉，則尺脉不應，亦如之。若脉不當其位，則病相反者死，此診脉之一法也。至于病，則必觀是年歲氣勝與不勝，如厥陰司天，風淫所勝，民病心痛脇滿等證，倘是年風淫雖勝，而民另生他病，則不得亦指爲風淫之病也。若是年風淫不勝，則又不當從風治矣。又云：相火之下，水氣承之，水位之下火氣承之五氣之勝皆然此乃亢則害承乃制之理卽使果勝亦有相尅者乘之更與司天之氣相交矣又云初氣終三氣天氣主之勝之常也四氣盡終氣地氣主之復之常也有勝則復無勝則否則歲半以前屬司天歲半以後又屬在泉其中又有勝不勝之殊其病更無定矣又云厥陰司天左少陰右太陽謂之左間右間六氣皆有左右間每間主六十日是一歲之中復有六氣循環作主矣其外又有南政北政之交其位天符歲會三合之不齊太過不及之異氣欲辨明分晰終年不能盡其蘊當時聖人不過言天地之氣運行旋

轉如此耳、至于人之得病則豈能一一與之盡合、一歲之中、不許有一人生他病乎、故内經治歲氣勝復、亦不分所以得病之因、總之見病治病、如風淫于内、則治以辛涼、六氣皆有簡便易守之法、又云、治諸勝復、寒者熱之、熱者寒之、溫者清之、清者溫之、無問其數、以平爲期何等劃一、凡運氣之道、言其深者、聖人有所不能知、及施之實用、則平正通達人人易曉、但不若今之醫者所云、何氣司天則生何病、正與内經圓機活法相背耳、張倬傷寒兼證析義曰、諺云、不讀五運六氣、檢遍方書何濟所以稍涉醫理者、動以司運爲務、曷知天元紀等篇本非素問原文，王氏取陰陽大論補入經中，後世以爲古聖格言，孰敢非之，其實無關於醫道也，況論中明言，時有常位，而氣無必然，猶諄諄詳論者，不過窮究其理而已，縱使勝復有常，而政分南北，四方有高下之殊，四序有非時之化，百步之內，晴雨不同，千里之外，寒暄各異，豈可以一定之法，而測非常之變耶，何瑭醫學管見曰，運氣之說，起于素問，本爲四時之變而設，蓋以春爲木，夏爲火，秋爲金，冬爲水，夏秋之交爲土，以此察天地之氣候，辨人物之病證，以爲治療之主耳，素問六節藏象論，謂五運相襲，而皆治之，終期之日，周而復始，又謂

春勝長夏、長夏勝冬、冬勝夏、夏勝秋、秋勝春、且以一期
三百六十日、分爲六氣、每氣主六十日、則其意可見矣、
紀以天干、則曰五運、紀以地支、則曰六氣、其實一也、傳
久致訛、至天元紀大論等篇、則遂以年歲之干支分管
六氣、蓋以失先聖之旨矣、蓋年歲之干支、天下皆同、且
通四時不變也、天氣之溫暑寒涼、民病之虛實衰旺、東
西南北之殊方、春夏秋冬之異候、豈有皆同之理、此其
妄誕蓋不待深論而可知也、近世傷寒鈐法、則以得病
日之支干爲主、其源亦出于此、決不可用、蓋金木水火
土之氣、各主一時、當時則爲主氣、爲司天、非其時、而有

其氣則爲客氣其氣與時正相反者則爲在泉謂其氣伏于黄泉之下而不見治療之法用熱遠熱用寒遠寒葢所謂必先歲氣勿伐天和者也春時木氣司天則四方皆溫夏時火氣司天則四方皆熱夏秋之交土氣司天則四方皆濕秋則皆凉冬則皆寒民病往往因之此則理之易見者也其有氣與時相反者則所謂客氣者也故治療之法亦有假者反之之理觀此則運氣之説思過半矣

醫籍考卷八十終

和多田貢抄寫

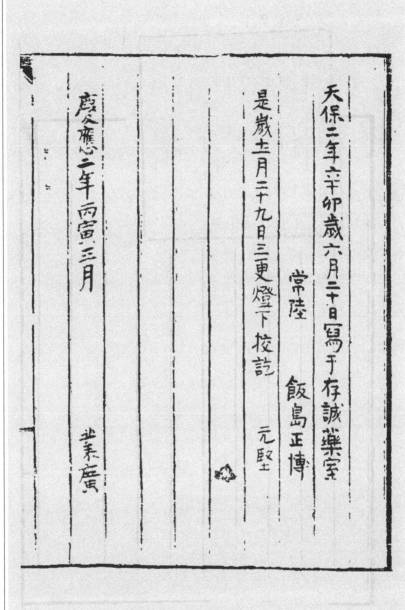

天保二年辛卯歲六月二十日寫于存誠藥室

常陸　飯島正博

是歲十二月二十九日三更燈下校訖　元堅

慶應二年丙寅三月　业柔廣

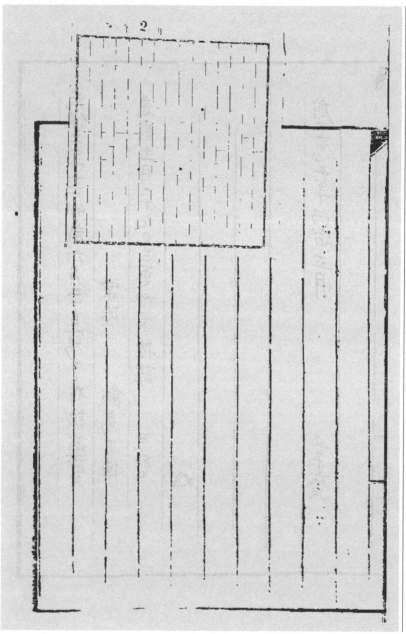

醫經醫理類

醫門法律（一）

卷一

〔明〕喻嘉言 著 寬文五年刻本

豫章喻嘉言先生著

醫門法律

是集窮致物理發明心地法開廣大之門律簡微細之懸言言闡與字字竿頭儼具藥王手眼醫聖爐鞲敬授之梓以爲世範

葵錦堂主人識

醫門法律序

新建喻徵君嘉言發揮軒岐仲景不傳之秘著尚論編余爲序其言要推本巫醫之道術比於通天地人之儒世之人河漢其言驚而相告者多矣越二十載徵君年七十始出其尚論後篇及醫門法

律教授學者而復求正於余余讀天台
止觀書論四大五藏增損得病因起非
一病相衆多識因治病舉要言之則有
瑜伽四種善巧雜阿含七十二種秘法
其言精深奥妙殊非世典醫經醫方兩
家所可幾及當知我如來出世為大醫

王五地菩薩方便度生以善方藥療治諸病非積劫誓願用醍醐上藥供養諸佛教化衆生不能現藥王身說法豈特通天地人之儒也哉徵君外服儒行內閱心宗由曹洞五位君臣旨訣妙悟醫理用以判斷君臣佐使之法除病一論

原本四大廣引三界台宗地論之微言一徃泰合所謂如藥樹王徧體愈病者也世人規規焉量藥於寸匕程方於點墨牛伞之眼但別方隅其驚而相告也不亦宜乎然吾觀如來之論醫蓋莫精於大涅槃經舊醫客醫之說夫舊醫之

治病不別風熱寒溫悉令服乳客醫之厲禁之者宜也厲禁行而王病愈國無橫死禁乳之效可見於前矣迨王之熱病作也非乳不起而客醫之所以除病者郎所禁舊醫之乳藥而已捨舊醫之乳藥而求客醫之乳藥雖謂大自在天

而請之豈可得哉由此觀之病因弘多
病相頗異古方新病有不相能察傳變
判生死在乎三指之間一息之内譬如
兩軍相對决勝負於呼吸必欲學古兵
法按圖列陣而後從事良將所不與也
曹洞之宗曰動成窠臼老落顧佇背觸

海外館藏中醫古籍珍善本輯存（第一編）

俱非如大火聚徵君之著書其殆有得於此者乎佛言舊醫別藥如蟲食木智者終不唱言是蟲解字今尚論諸書具在皆客醫之乳藥也學者神而明之無若蟲之解字爲智人所笑庶不負徵君方便苦心矣歲在甲午春王正月虞山

友人蒙叟錢謙益謹序テス

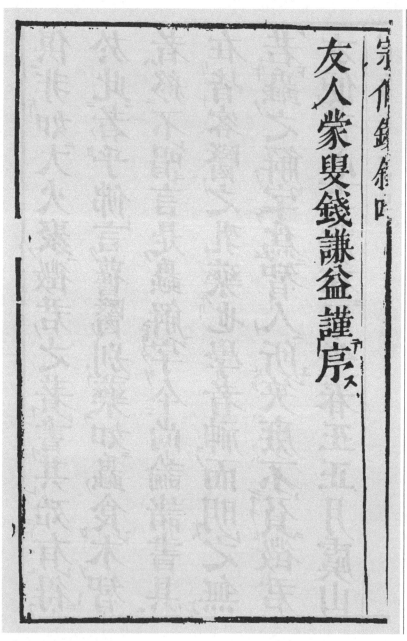

醫門法律自敘

醫之爲道大矣，醫之爲任重矣。中上之醫千里百年目未易覯，最上之醫天下古今指未易屈。世之言醫者何夥耶？恃聰明者師心傲物，擇焉不精，雖曰屢中，其失亦屢多；守門庭者畫焉不入，自窒當機，縱未敗事，已咎在誤

自序一

時工邪僻者心麤識劣爲險絕根偶墮其術
已慘同嬰刃病者苦醫之聚訟盈庭具曰予
聖淺者售僞者售圓滑者售而以其身命爲
嘗試醫者苦病之毫釐千里動懼顛躓方難
憑脉難憑師傳難憑而以人之身命爲嘗試
所以人之有生水火刀兵禽獸王法所傷殘

不若疾厄之廣人之有死天魔外道餓鬼畜類之苦趣不若地獄之慘醫以心之不明術之不明習爲格套牢籠病者遂至舉世共成一大格套遮天蔽日造出地獄遍滿鐵圍山界其因其果彰彰如也經以無明爲地獄種子重重黑暗無繇脱度豈不哀哉昌也閉目

茫朕惟見其暗朕見暗不可謂非明也野岸漁燈荒村螢照一隙微明舉以點綴醫門千年黯汝擬定法律爲率由坦道聊以行其佛事耳朕微明而洗發黄岐仲景之大明明眼得此閉門造車出門合轍自能立於無過郎淺見寡聞苟知因果不昧敬慎存心日引月

伸以此炤其膽破其昏而漸充其識本地風
光發前倚衡亦何愚而不朗澈也耶先聖張
仲景生當漢末著傷寒雜證方論維時佛法
初傳中土無一華五葉之盛而性光所攝蚤
與幸世聖神諸佛諸祖把手同行眞醫門之
藥王菩薩藥上菩薩也第其福緣不及我佛

如來億萬分之一分閱百年再世寢失其傳後人莫繇仰遡淵源肰且競相彼揣此摩各呈識大識小之量亦性光所攝無窮極之一斑矣我佛如來累劫中爲大醫王因病立方隨機施藥普度衆生最後一生重補其充足圓滿之性量八萬四千法門門門朗澈底裏

諸有情微逗隙光者咸得隨機一門深入成
其佛道與過去未來現在盡虛空法界無量
億諸佛諸菩薩光光相盪於諸佛諸菩薩本
願本行經呪偈言歷劫宣揚不盡者光中莫
不彰示微妙具足滅度後阿難尊者證其無
學與我佛如來知見無二無別乃得結集三

藏十二部經典永作人天眼目濟度津梁夫諸佛菩薩眞實了義從如來金口所宣如來口宣又從阿難手集昌苟性地光明流之筆墨足以昭示學人胡不自澈鬚眉藏府中陰優游几席充滿烜天赫地耀古輝今之量直與黃岐仲景兩光攝合宣揚妙義頂刻無欠

無餘乃目弄精靈向棘栗蓬中葛藤窠裏與昔賢校短論長爲五十步百步之走路頭差別莫此爲甚發刻之稿凡十易已刻之板凡四更唯恐以凡人知見雜揉聖神知見敗絮補著美錦貽終不能免也其於風寒暑濕燥火六氣及雜證多門殫一生力補之不能盡

補即殫千生力補之不能盡補從可推也途窮思返斬絕意識直截皈禪遁身汗下險矣險矣尚敢漫言殊途同歸也哉此重公案俟可補乃補之耳

順治十五年上元吉旦西昌喻昌嘉言老人時年七十有四序

讀尚論法律二書敬賦

神農繼天立人極毒藥親嘗療民疾上下中
分三品圖歷代推崇廣其帙黃帝內經窮神
化稽古開蒙功莫大君臣拜起一堂間問難
更端月不暇堯舜禹湯中允執道統相承醫
統失耕莘伊尹湯液傳徂明本草無他述周

禮重醫官寖革秖供醫事弗謀國神土非不
繇當時後代宗之無可核難經九卓無倫
闡發經言頌越人又以禁方剏弗載遺其實
用體空存仲景傷寒五百十合之雜證多篇
什聖法神方兩擅奇斯文炳若中天日廟堂
金匱珍明作民間賢士傳心學何期漢晉兵

火久弟子流亡書散錯叔和門外緝遺編次
序淆訛宗旨愆百二重關參莫透空閲英賢
億萬千假饒仲景俎豆陳堂上配享虛無人
衛沈麗朱分兩廡叔和無已非其倫杲肖陰
霾道魔障天心未啓斯文喪先生勵志論其
書逃禪先剖光明藏晝夜俯躬如執笏凝神

辨解微細惑有時事理不相融前淵後虎心
神迫一禪坐徹筆花墜頑石迸裂泥團碎軒
岐奉手傳符節仲景怡顏托精粹接笋開山
手眼具抽絲引緒經綸著罔象探獲滄海珠
闐風吹爆寒崖樹仲景重光補天月狂瀾忽
砥千尋石從茲醫聖後先起萬火傳薪光不

熄先生難老存天相德盛自應福無量徹骨
淸癯淡世緣轉向醫門作榜樣先生大智行
無事曲士牽常悶奚自不二天土物自榮東
風生面人難似古聖傳經成醫德先生鑄古
昭醫式定爲法律擬三乘普渡群工登樂國
重錦爲韜什襲藏薰沐開緘讀幾行精心一

洗前聞陋竽頭縱步躡虛皇
吾師舍榮名而逃禪著書聿成千秋大業
敬賦變韻古風五百四言用引其端明夫
擔荷聖神一脉淵源云爾無濫辭也

古鄮門人陳彥超 朱履謙 聯句拜賦

卷一目錄

一申治傷寒病令人發餡之律
一申治傷寒病致人胃寒之律
一申治傷寒病過壯盛人發汗過輕之律
一申治傷寒病不審營衛素虛之律
一申治傷寒病不審陽盛陰虛之律
一申治傷寒病不診足脉强汗動其經血之律
一申治傷寒病不診足脉誤下傷其脾胃之律
附申治傷寒不可犯六經之禁
附先哲格言六十七條

醫門法律二卷中寒門目錄

陰病論

論辨中寒證要法五條

論治中寒病用藥八難

論朱丹谿述中寒二條

論戴元禮述中寒一條

中寒色脉六則

律三條

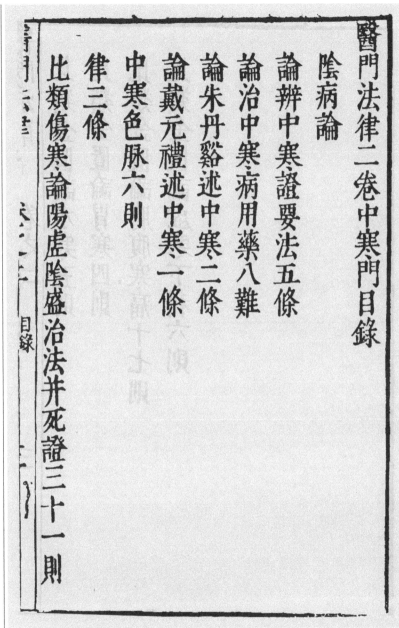

比類傷寒論陽虛陰盛治法并死證三十一則

二卷中寒門方目

一附薑白通湯

二附薑湯

三附薑歸桂湯

四附薑歸桂參甘湯

五辛溫平補湯

六甘寒補氣湯

七桂枝湯加附子方

八真武湯

十八白通加猪胆汁湯

十九附子湯

二十麻黄附子甘草湯

二十一白术附子湯

二十二桂枝去芍藥加麻辛附子湯

二十三崔氏八味丸

二十四括蔞瞿麥丸

二十五薏苡附子散

二十六烏頭赤石脂丸

二十七尤蝡龙
二十八附子粳米湯
二十九大建中湯
三十大烏頭煎
三十一大黄附子湯
三十二赤龙

三卷中風門方目

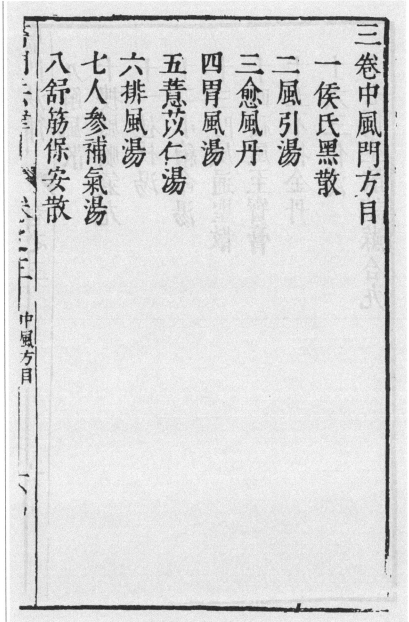

十八烏藥順氣散
十九匀氣散
二十稀涎散
二十一加味六君子湯
二十二三聖散
二十三轉舌膏
二十四正舌散
二十五資壽解語湯
二十六瀉青丸

三十六千金地黃湯
三十七凉膈散
三十八清心散
三十九地黃飲子宣明方
四十三因白散子
四十一二丹丸
四十二豨薟丸
四十三黑錫丹
四十四三建二香湯

五十三烏頭粥
五十四薏苡湯
五十五通痹散
五十六控涎丹
五十七人參丸
五十八括蔞薤白半夏湯
五十九腎瀝湯
六十吳茱萸散
六十一羚羊角散

四卷三氣門方目

一活蔞根桂枝湯有論
二葛根湯有論
三大承氣湯有論已上三方俱金匱
四麻黄加獨活防風湯
五神术湯
六白术湯
七白术加藥法
八桂枝葛根湯

附燥門方目

九桂枝加川芎防風湯

十柴胡加防風湯

十一防風當歸湯

十二八物白术散

十三桂枝加芍藥防風防巳湯

十四附子散

十五桂心白术湯

十六附子防風散　巳上十二方俱海藏治痓病方

十七羚羊角散

三十六白术附子湯
三十七甘草附子湯
三十八麻黄杏子薏苡甘草湯
三十九防已黄芪湯有論已上六方俱金匱
四十和劑五積散
四十一活人敗毒散
四十二清熱滲濕湯
四十三二术四苓湯
四十四桂苓甘露飲

五十四竹葉石膏湯

五十五黃芪人參湯

五十六香薷飲

五十七五物香薷飲

五十八黃連香薷飲

五十九十味香薷飲

六十桂苓甘露飲宣明

六十一桂苓甘露飲子和

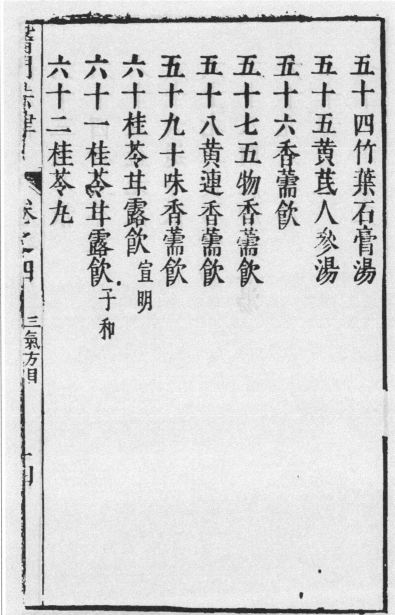

六十二桂苓丸

七十二枇杷葉散

七十三潑火散

七十四香薷丸

七十五酒煮黄連丸

七十六水葫蘆丸

七十七縮脾飲

七十八大順散

七十九冷香飲子

八十大黄龍丸　已上治暑病

秋燥門方目

一滋燥養榮湯

二大補地黄丸

三潤腸丸　東垣

四導滯通幽湯　東垣

五清凉飲子

六大秦艽湯

七元戎四物湯

八大補丸　丹溪

九六味地黄丸
十局方當歸補血湯
十一神功丸子和
十二楊氏秦芃扶羸湯
十三杏仁煎丸
十四杏仁膏
十五阿膠散
十六皺肺丸
十七自製清燥救肺湯

醫門法律卷五諸方目錄

人參柴胡飲子
柴朴湯
加味香薷飲
祛瘧散
二术柴葛湯
柴苓湯
半夏散
露薑飲
二十四味斷瘧飲

補中益氣湯見六卷虛勞門

小柴胡湯加常山

小柴胡合四物湯本方見大卷黄疸門

小兒瘧痞湯

痢證門方

金匱小柴胡去半夏加栝蔞實湯方見瘧證門

活人敗毒散方見四卷三氣門

大黄湯

芍藥湯

白朮黃芩湯

黃連阿膠丸

白頭翁湯

加減平胃散

蒼朮地榆湯

槐花散

犀角散

黃連丸

生地黃湯

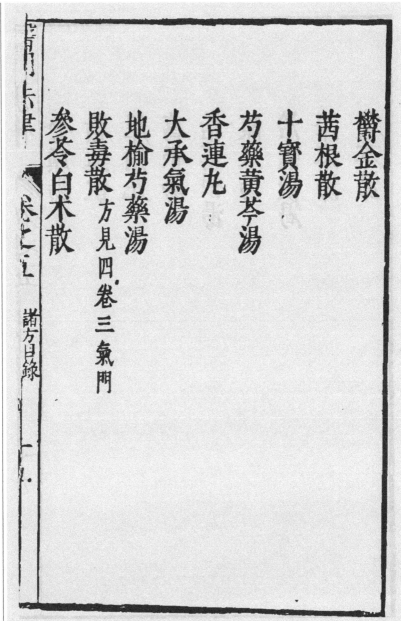

倉廩湯
蕷蓮飲
犀角丸
葛根湯
栝蔞根湯
陳米湯
治痢後渴
澤漆湯
茯苓湯

痰飲門方

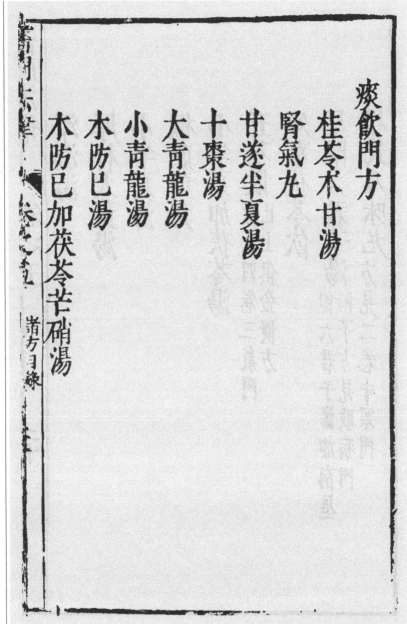

澤瀉湯
厚朴大黄湯
小半夏湯
椒藶黄丸
小半夏加茯苓湯
五苓散方見四卷三氣門
已上俱金匱方
外臺茯苓飲
星附六君子湯即六君子湯加南星
附子方見欬病門
崔氏八味丸方見二卷中寒門

大川芎丸

小胃丹

小川芎丸

旋覆花散

化涎散

八珍丸

鵞梨煎丸

法製半夏

神芎導水丸

咳嗽門方

小青龍湯方見前痰飲門

桂苓五味甘草湯

苓甘五味薑辛湯

茯苓五味甘草去桂加薑辛夏湯

茯苓甘草五味薑辛湯

參蘇飲

人參荆芥湯

三拗湯

橘皮半夏湯
加減瀉白散
水煮金花丸
紫菀膏
人參白虎湯
清暑益氣湯
五苓散
白水湯已上四方見四卷三氣門
紫氣丸

黄連解毒湯
滚痰丸方見痰飲門
桑白皮散
杏仁蘿蔔子丸
清金潤燥天門冬丸
鳳髓湯
蜜酥煎
溫肺湯
加味理中湯

加味三才湯
六味地黄丸
寧肺湯
五味黄芪散
麥門冬飲
人參蛤蚧湯
四物桔梗湯
瓊玉膏
八味丸方 见中寒門

關格門方

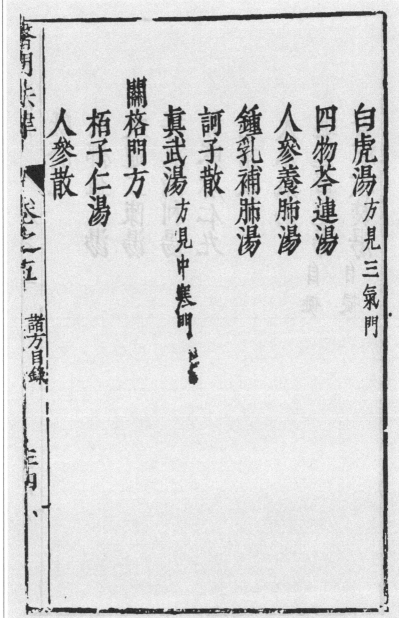

既濟丸

檳榔益氣湯

大通二陳湯

導氣清利湯

加味麻仁丸

皂角散

大承氣湯

進退黃連湯　自擬

資液救焚湯　自擬

醫門法律卷六諸方目錄

消渴門方

腎瀝散
白茯苓丸
忍冬丸
藍葉散
紫蘇湯
烏梅木瓜湯
殺蟲方

虛勞門方

金匱桂枝龍骨牡蠣湯

金匱天雄散

金匱小建中湯

金匱黃芪建中湯

樂令建中湯

十四味建中湯

金匱八味腎氣丸方見前

金匱薯蕷丸

金匱酸棗仁湯

金匱大黃䗪蟲丸

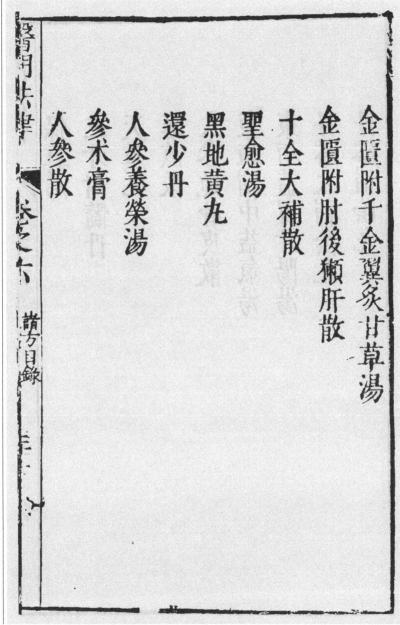

保真湯
三才封髓丹
天真丸
麥煎散
人參地骨皮散
東垣補中益氣湯
東垣益胃升陽湯
丹谿大補陰丸
丹谿補陰丸

嚴氏芪附湯、
嚴氏參附湯

水腫門方

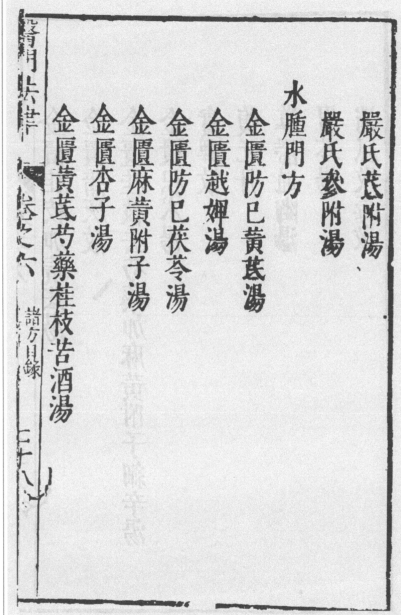

金匱防己黃芪湯
金匱越婢湯
金匱防己茯苓湯
金匱麻黃附子湯
金匱杏子湯
金匱黃芪芍藥桂枝苦酒湯

金匱桂枝加黄芪湯
金匱蒲灰散、
金匱桂枝去芍藥加麻黄附子細辛湯
金匱枳术湯
實脾散、
復元丹
導滯通幽湯
胃苓湯
消風敗毒散

脹病諸方

見睍丸

小溫中丸

禹餘糧丸

導氣丸

溫胃丸

强中湯

黄癉門方

金匱桂枝黄芪湯　方見前水腫門

金匱小柴胡湯　方見嘔吐門

藿脾飲
梔子大黃湯
白术湯
酒煮黃連丸
加味四君子湯
腎瀝湯
小兔絲子丸
崔氏八味丸
滑石散

茯苓滲濕湯

參术健脾湯

當歸秦艽散

黄連散

茵陳附子乾薑湯

秦艽湯

治陰黄法

一清飲

青龍散　小柴胡加梔子湯

肺癰肺痿門方目

金匱越婢加半夏湯

金匱小青龍加石膏湯　俱有論見前

外臺炙甘草湯

千金甘草湯

千金生薑甘草湯

千金桂枝去芍藥加皂莢湯

千金桔梗白散

千金葦莖湯

醫門法律卷之一

西昌喻昌嘉言甫著

一明望色之法

望色論 附律二條

喻昌曰：人之五官百骸，賅而存者，神居之耳。色者，神之旗也。神旺則色旺，神衰則色衰，神藏則色藏，神露則色露。帝王之色，龍文鳳彩；神仙之色，嶽翠山光；榮華之色，珠明玉潤；壽耇之色，栢古松蒼；乃至貧夭之色，重濁晦滯，枯索堊黧。莫不顯呈於面，而病成於內

者其色之著見又嘗何如内經舉面目爲望色之要
謂面黄目青面黄目赤面黄目白面黄目黒者皆不
死面青目赤面赤目白面青目黒面黒目白面赤目
青皆死蓋以黄爲中土之色病人面目顯黄色而不
受他色所侵則吉面目無黄色而惟受他色所侵則
凶雖目色之黄濕深熱熾要未可論於死生之際也
然五藏善惡之色見於面者額頰鼻頤各有分部刺
熱篇謂肝熱病者左頰先赤心熱病者額先赤脾熱
病者鼻先赤肺熱病者右頰先赤腎熱病者頤先赤

病雖未發見赤色者刺之名曰治未病是則五藏分部見於面者在所加察不獨熱病爲然矣然更有進焉則目下之精明鼻間之明堂是也經謂精明五色者氣之華也是五藏之精華上見爲五色變化於精明之間其色爲善其色爲惡可先知也謂容色見上下左右各在其要是明堂上下左右可分別其色之逆從並可分別男女色之逆從故爲要也察色之妙無以加矣仲景更出精微一法其要則在中央鼻準毋亦以鼻準在天爲鎮星在地爲中嶽木金水火四

藏病氣必歸併於中土耶其謂鼻頭色青腹中苦冷痛者死此一語獨刋千古後人每恨卒病論亡莫繇仰遡淵源不知此語正其大旨也蓋厥陰肝木之青色挾腎水之寒威上徵於鼻下徵於腹是爲暴病頃之亡陽而卒死耳其謂鼻頭色微黑者有水氣又互上句之意見黑雖爲腎陰之色微黑且無腹痛但主水氣而非暴病也謂色黄者胸上有寒寒字傷寒論中多指爲痰言胸有積痰也謂色白者亡血白者肺之色肺主上焦以行營衛營不充則鼻色白故知亡

血也謂設微赤非時者死火之色歸於土何遽主死然非其時而有其氣則火非生土之火乃尅金之火又主臟燥而死矣次補察目一法謂其目正圓者痓不治次補察面五法謂色青爲痛色黑爲勞色赤爲風色黃者便難色鮮明者有留飲黃色鮮明爲留飲又即色黃者胸上有寒之互辭語語皆表章內經補其未備故可法可傳也色之善者青如翠羽赤如雞冠黃如蟹腹白如豕膏黑如烏羽色之惡者青如草茲赤如衃血黃如枳實黑如炲白如枯骨五藏有精

華則色善無精華則色惡初非以青黑爲大忌也未病先見惡色病必惡靈樞謂赤色出於兩顴大如拇指病雖小愈必卒死黑色出於天庭大如拇指必不病而卒死義與容色見明堂上下左右同而此爲暴病耳若夫久病之色必有受病之應肺熱病者色白而毛敗應之心熱病者色赤而絡脉溢應之肝熱病者色蒼而爪枯應之脾熱病者色黄而肉蠕動應之腎熱病者色黑而齒稿應之夫病應其色庸工亦多見之然冀嘘枯澤稿於無益之日較之治未病者不

齒倍蓰無筭矣更有久見病色其人原不病者庸工
且心炫而竊疑之殊不知此絡脉之色不足畏也蓋
陰絡之色隨其經而不變色之變動無常者皆陽絡
之色也寒多則凝泣凝泣則青黑熱多則淖澤淖澤
則黄赤内經謂此皆無病何反怪之耶然而察色之
法亦有其傳岐伯謂生於心如以縞裹朱生於肺如
以縞裹紅生於肝如以縞裹紺生於脾如以縞裹括
蔞實生於腎如以縞裹紫縞素帛也加於朱紅紺黄
紫之上其内色耀映於外若隱若見面色由肌内而

透於外何以異此所以察色之妙全在察神血以養氣氣以養神病則交病失睡之人神有饑色喪亡之子神有呆色氣索自神失所養耳小兒佈痘壯火內動兩目先現水晶光不俟痘發大劑壯水以制陽光俾毒火一線而出不致燎原可免劫厄古今罕及此者因併誌之

律一條

凡診病不知察色之要如舟子不識風汛動罹覆溺鹵莽粗疏醫之過也

一明聞聲之法

聞聲論 附律二條

吟昌曰：聲者氣之從喉舌而宣於口者也。新病之人聲不變，小病之人聲不變，惟久病苛病其聲乃變。追聲變，其病機顯呈而莫逃，所可聞而知之者矣。經云：聞而知之謂之神。果何修而若是？古人聞隔垣之呻吟叫哀，未見其形，先得其情。若精心體驗，積久誠通，如瞽者之耳偏聰，豈非不分其心於目耶？然必問津於內經、金匱，以求生心變化，乃始稱爲神耳。內經本宮商角徵羽五音呼笑歌哭呻五聲以參求五藏表裏虛實之病五氣之邪其謂肝木在音爲角在聲爲呼在變動爲握心火在音爲徵在聲爲笑在變動爲憂脾土在音爲宮在聲爲歌在變動爲噦肺金在音爲商在聲爲哭在變動爲欬腎水在音爲羽在聲爲呻在變動爲慄變動者遷改其常志也以一聲之微分別五藏并及五藏變動以求病之善惡法非不詳然人之所以主持一身者尤在於氣與神焉經謂中盛藏滿氣勝傷恐者聲如從室中言是中氣之濕也

謂言而微終日乃復言者此奪氣也謂言語善惡不避親疎者此神明之亂也是聽聲中幷可得其神氣之變動義更精矣金匱復以病聲內合病情謂病人語聲寂寂然喜驚呼者骨節間病語聲喑喑然不徹者心膈間病語聲啾啾然細而長者頭中病只此三語而下中上三焦受病莫不有變動可徵妙義天開直可隔垣洞晰語聲寂寂然者不欲語而欲嘿也靜嘿統屬三陰此則顚係厥陰所生何以知之厥陰在志爲驚在聲爲呼病本緘默而有時驚呼故知之耳

惟在厥陰病必深入下焦骨屬筋節間也喑喑然聲
出不徹者聲出不揚也胸中大氣不轉出入升降之
機艱而且遲是可知其病在中焦胸膈間也啾啾然
細而長者謂其聲自下焦陰分而上緣足太陽主氣
與足少陰爲表裏所以腎邪不劑頸而還得從太陽
部分達於巔頂腎之聲本爲呻今腎氣從太陽經脉
直攻於上則腎之呻並從太陽變動而啾唧細長爲
頭中病也得仲景此段更張其說而聽聲察病愈推
愈廣所以書不盡言學者當自求無盡之藏矣

律二條

凡聞聲不能分呼笑歌哭呻以求五藏善惡五邪所干及神氣所主之病者醫之過也。

凡聞聲不別雌雄長短出於三焦何部者醫之過也。

（一）明辨息之法

辨息論　附律一條

喻昌曰息出於鼻其氣布於膻中。膻中宗氣主上焦息道恒與肺胃關通或清而徐或短而促咸足以占宗氣之盛衰所以經云乳之下其動應衣宗氣泄也人顧可奔迫無度令宗氣盛喘數急有餘反成不足耶此指呼出爲息之一端也其謂起居如故而息有音此肺之絡脉逆也不得臥而息有音者足陽明之逆也益見布息之氣關通肺胃又指呼出爲息之一端也呼出心肺主之吸入腎肝主之呼吸之中脾胃主之故惟脾胃所主中焦爲呼吸之總持設氣積賁門不散兩阻其出入則危急存亡非常之候善養生者俾賁門之氣傳入幽門幽門之氣傳二陰之竅而出乃不爲害其上焦下焦各分呼出吸入未可以息

之一字統言其病矣此義惟仲景知之謂息搖肩者心中堅息引胸中上氣者欬息張口短氣者肺痿唾沫分其息顯主乎呼而不與吸並言似乎創説不知仲景以述爲作無不本之内經昌前所擬呼出爲息二喘不足盡之蓋心火乘肺呼氣奔促勢有必至呼出爲心肺之陽自不得以肝腎之陰混之耳息搖肩者肩隨息動惟火故動也息引胸中上氣欬者肺金收降之令不行上逆而欬惟火故欬也張口短氣肺痿唾沫又金受火刑不治之證均以出氣之粗名爲

息耳然則曷不徑以呼名之耶曰呼中有吸吸中有
呼剖而中分聖神所不出也但以息之出者主呼之
病而息之入者主吸之病不待言矣經謂乳子中風
熱喘鳴肩息以及息有音者不一而足惟其不與吸
並言而吸之病轉易辨識然尚恐後人未悉復補其
義云吸而微數其病在中焦實也當下之即愈虛者
不治在上焦者其吸促在下焦者其吸遲此皆難治
呼吸動搖振振者不治見吸微且數吸氣之往返於
中焦者速此必實者下之通其中焦之壅而即愈若

虛則肝腎之本不固其氣輕浮脫之於陽不可治矣目前所指賁門幽門不下通爲危急存亡非常之候者此也在上焦者其吸促以心肺之道近其眞陰之虛者則從陽火而升不入於下故吸促是上焦未嘗不可候其吸也下焦者其吸遲肝腎之道遠其元陽之衰者則困於陰邪所伏卒難升上故吸遲此眞陰元陽受病故皆難治若呼吸往來振振動搖則營衛往返之氣已索所存呼吸一綫耳尚可爲哉學者先分息之出入以求病情既得其情合之愈益不爽若

但統論呼吸其何以分上中下三焦所生乎噫微矣

律一條

凡辨息不分呼出吸入以求病情毫釐千里醫之過也

○一明胸中大氣之法

大氣論 附律一條

喻昌曰天積氣耳地積形耳人氣以成形耳惟氣以成形氣聚則形存氣散則形亡氣之關於形也豈不鉅哉然而身形之中有營氣有衛氣有宗氣有藏府

之氣有經絡之氣各爲區分其所以統攝營衛藏府經絡而令充周無間環流不息通體節節皆靈者全賴胸中大氣爲之主持大氣之說内經嘗一言之黄帝問地之爲下否乎岐伯曰地爲人之下太虛之中者也曰馮乎曰大氣舉之也可見太虛寥廓而其氣充周磅礴足以包舉地之積形而四虛無着然後寒暑燥濕風火之氣六入地中而生其化設非大氣足以包地於無外地之震崩墜陷且不可言胡以巍然中處而永生其化耶人身亦然五藏六府大經小絡

晝夜循環不息必賴胸中大氣斡旋其間大氣一衰則出入廢升降息神機化滅氣立孤危矣如之何其可哉金匱亦常一言之曰營衛相得其氣乃行大氣一轉其氣乃散見營衛兩不和諧氣即痺而難通必先令營衛相得其氣並行不悖後乃俟胸中大氣一轉其久病駁劣之氣始散然則大氣之關於病機若此後人不一表章非缺典乎或謂大氣即膻中之氣所以膻中爲心主宣布政令臣使之官然而參之天運膻中臣使但可盡寒暑燥濕風火六入之職必如

太虛中空洞沕穆無可名象苞舉地形永奠厥中始爲大氣膻中既爲臣使之官有其職位矣是未可言大氣也或謂大氣即宗氣之別名宗者尊也主也十二經脉奉之爲尊主也詎知宗氣與營氣衛氣分爲三隧既有隧之可言即同六入地中之氣而非空洞無着之比矣膻中之診即心包絡宗氣之診在左乳下原不與大氣混診也然則大氣於何而診之內經明明指出而讀者不察耳其謂上附上右外以候肺內以候胸中者正其診也肺主一身之氣而治節行

焉胸中苞舉肺氣於無外故分其診於右寸主氣之天部耳金匱獨窺其微舉胸痹心痛短氣總發其義於一門有謂氣分心下堅大如盤邊如旋杯水飲所作形容水飲久積胸中不散傷其絪縕之氣乃至心下堅大如盤遮蔽大氣不得透過祗從旁邊轆轉如旋杯之狀正舉空洞之位水飲占據為言其用桂枝去芍藥加麻黃附子以通胸中陽氣者陽主開陽盛則有開無塞而水飲之陰可見晛耳其治胸痹心痛諸方率以薤白白酒為君亦通陽之義也若胸中之

陽不虧可損其有餘則用枳朮湯足矣用枳必與朮各半可過損乎識此以治胸中之病寧不思過半乎人身神藏五形藏四合爲九藏而胸中居一焉胸中雖不藏神反爲五神之主孟子之善養浩然原思之歌聲若出金石其得全於天不受人損爲何如今人多暴其氣而不顧迨病成復損其氣以求理如本草云枳殼損胸中至高之氣亦有明言何乃恣行無忌耶總由未識胸中爲生死第一關耳特於辨息之餘補大氣論以明之

律一條

凡治病傷其胸中正氣致令痞塞痺痛者此爲醫咎雖自昔通弊限於不知今特著爲戒律不可獲罪於冥冥矣

○一明問病之法

問病論 附律一條

喻昌曰醫仁術也仁人君子必篤於情篤於情則視人猶己問其所苦自無不到之處古人閉戶塞牖繫之病者數問其情以從其意誠以得其歡心則問者

不覺煩病者不覺厭厭可詳求本末而治無誤也如
嘗貴後賤病名脫營嘗富後貧病名失精以及形志
苦樂病同治異飲食起居失時過節憂愁恐懼蕩志
離魂所喜所惡氣味偏殊所宜所忌禀性迥異不問
何以相體裁方耶所以入國問俗入家問諱上堂問
禮臨病人問所便便者問其居處動靜陰陽寒熱性
情之宜如問其爲病熱則便於用寒問其爲病寒則
便於用熱之類所謂順而施之也人多偏執巳見逆
之則拂其意順之則加其病莫如之何然苟設誠致

問明告以如此則善如彼則敗誰其死亡而不降心
以從耶至於受病情形百端難盡如初病口大渴久
病口中和若不問而槩以常法治之寧不傷人乎如
未病素脾約纔病忽便利若不問而計日以施治寧
不傷人乎如未病先有錮疾已病重添新患若不問
而槩守成法治之寧不傷人乎如疑難證着意對問
不得其情他事間言反呈真面若不細問而急遽妄
投寧不傷人乎病形篇謂問其病知其處命曰工今
之稱為工者問非所問諛佞其間病者欣然樂從及

病增更醫亦復如是乃至徬徨醫藥偶遇明者仍復不投此宜委曲開導如對君父未可飄然自外也更可怪者無知戚友探問忘其愚陋强逞明能言虛道實指火稱痰抑孰知其無責而易言耶坐令依傍迎合釀成末流無所底止良足悼矣吾徒其明以律已誠以動人共砥狂瀾乎

律一條

凡治病不問病人所便不得其情草草診過用藥無據多所傷殘醫之過也

○一明切脉之法

切脉論 附律一條

喻昌曰脉者開天闢地生人之總司有常而不間斷者也是故天有三垣九道而七政並行於其間若運璇璣者天之脉也地有九州四海而經脉會通於其間若施八索者地之脉也人有九藏六府十二經十五絡而營衛充灌於其間若環轉者人之脉也上古聖神首重切脉雖精微要渺莫不顯傳然以其精微要渺也後人轉摹轉失竟成不傳之絕學有志於切

脉者必先凝神不分，如學射者先學不瞬，自爲深造，庶乎得心應手，通於神明，夫豈一蹴可幾？然必下指部位分明，盡破紛紜，坦然由之無疑，乃有豁然貫通之日。否則童而習之，白首不得，徒以三指一按，虛應故事，可鄙孰甚！且如心與小腸同診，肺與大腸同診，有識者咸共非之，祗以指授無人，未免姑仍其陋。毋亦謂心之脉絡小腸，小腸之脉絡心；肺之脉絡大腸，大腸之脉絡肺，較他府之不相絡者，此爲近之耶？不知此可以論病機，如心移熱於小腸，肺移熱於大腸之類不可以定部位也部位之分當求詳於素問而參合於靈樞部位一定胸中茅塞頓開指下精微畢透何快如之素問謂尺内兩傍則季脇也尺外以候腎尺裏以候腹中附上左外以候肝内以候鬲右外以候胃内以候脾上附上右外以候肺内以候胸中左外以候心内以候膻中前以候前後以候後上竟上者胸喉中事也下竟下者少腹腰股膝脛足中事也又謂下部之天以候肝地以候胃人以候脾胃之氣中部之天以候肺地以候胸中之氣人以候心上

部之天以候頭角之氣地以候口齒之氣人以候耳目之氣後人誰不讀之祇以六府茫無所屬不知叔和之脈經顯明是以有晉至今幾千年江河不退也不知尺外以候腎尺裏以候腹二語已盡其義何自昔相傳之誤耶桼之靈樞面部所主五藏六府兼統無遺更何疑哉黃帝授雷公察色之訣謂庭者首面也庭者顏也額也天庭也位最高色見於此者上應首面之疾闕上者咽喉也闕在眉心眉心之上其位亦高故應咽喉闕中者肺也眉心中部之最高者故應肺下極者心也山根也兩目之間心居肺之下故下極應心直下者肝也下極之下爲身

柱即年壽也。肝在心之下，故直下應肝。肝左者膽也。膽附於肝之短葉，故肝左應膽在年壽左右。下者脾也。年壽之下，準頭是為面王，亦曰明堂。準頭屬土，居面之中央，故以應脾。方上者胃也。準頭兩旁，迎香之上，鼻隧是也。脾與胃為表裏，脾居中而胃居外，故方上應胃。中央者大腸也。面肉之中央，迎香之外，顴骨之下，大腸之應也。挾太腸者腎也。挾大腸者，頰之上也。四藏皆一，惟腎有兩；四藏居腹，惟腎附脊，故四藏次於中央，而腎獨應於兩頰。當腎者臍也。腎與臍對，故當腎之下應臍。面主以上者小腸也。面王，鼻準也。小腸為府，應挾兩顴，故面王之上，兩顴之內，小腸之應也。面主以下者膀胱子處也。面王以下者，人中也，是為膀胱子處之應。觀面色五藏六府之應。迎香外。顴骨下。為太腸之應。面主以上。為小腸之應。

面主以下爲膀胱子戸之應合之尺外以候腎尺裏以候腹中推論其位置一一可得指明之矣左尺爲天一所生之水水生肝木木生君火君火生右尺相火相火生脾土脾土生肺金五藏定位原不殊但小腸當候之於右尺以火從火也太腸當候之於左尺以金從水也三焦屬火亦候於右腎膀胱屬水亦候於左腎一尺而水火兩分一藏而四府兼屬乃天然不易之至道蓋膻中屬陽腹中屬陰太腸小腸膀胱三焦所傳渣滓水液濁氣皆陰惟腹中可以位置非

若胃爲水穀之海清氣在上膽爲決斷之官靜藏於肝可得位之於中焦也至於上焦重重鬲膜遮蔽清虛之宇蓮花之藏惟心肺得以居之而諸府不預焉所謂鬲肓之上中有父母者是也心爲陽父也肺爲陰母也心主血肺主氣共營衛於週身非父母而何然心君無爲而治肺爲相傅華蓋而覆於心上以布胸中之氣而爕理其陰陽膻中爲臣使包裹而絡於心下以寄喉舌之司而宣布其政令是心包爲包裹心君之膜而非府矣第心火寂然不動動而傳之心

胞卽合相火設君火不動不過爲相火之虛位而已三焦之火傳入心胞卽爲相火設三焦之火不上亦不過爲相火之虛位而已素問謂手少陽與心主爲表裏靈樞謂手厥陰之脉出屬心胞絡下膈歷絡三焦手少陽之脉散絡心包合心主正見心包相火與手少陽相火爲表裏故歷絡於上下而兩相輸應也心君大寧則相火安然不動而膻中喜樂出焉心君擾亂則相火翕然從之而百度改其常焉心包所主二火之出入關係之重如此是以亦得分手經之一

而可稱爲府耳夫豈六府之外更添一府哉至若大腸小腸濁陰之最者乃與心肺同列混地獄於天堂安乎不安乎豈有濁氣上干三焦交亂尚可稱爲平人乎敢著之爲法一洗從前之陋

律一條

凡診脉不求明師傳授徒遵往法圖一弋獲以病試手醫之過也

一明合色脉之法

合色脉論　附律一條　附辨脉十法

喻昌曰合色脉之法聖神所首重治病之權輿也色者目之所見脉者手之所持而合之於非目非手之間總以靈心爲質内經云上古使僦貸季理色脉而通神明合之金木水火土四時八風六合不離其常是則色脉之要可通神明直以之下合五行休王上副四時往來六合之間八風鼓坼不離常候咸可推其變化而前知況人身病機乎又云色之變化以應四時之脉此上帝之所貴以合於神明也所以遠死而近生是色之變化於精明之間者合之四時之脉

辨其藏否蚤已得生死之徵兆故能常遠於死而近於生也常遠於死而近於生寧不足貴乎其謂善診者察色按脉先別陰陽審清濁而知部分視喘息聽音聲而知所苦觀權衡規矩按尺寸觀浮沉滑濇而知病所生是由色脉以參合於視息聽聲相時而求病所生之高下中外矣精矣微矣要未可爲中人以下者道也是以有取於上工中工下工三等上工十全九中工十全七下工十全六故云善調尺者不待於寸善調脉者不待於色又根本枝葉之分矣然必

能參合三者而兼行之更爲本末皆得之上工也合之維何五藏之色在王時見者春蒼夏赤長夏黄秋白冬黑五藏所主外榮之常白當肺當皮赤當心當脉黄當脾當肉青當肝當筋黑當腎當骨五藏之脉春弦夏鉤秋毛冬石强則爲太過弱則爲不及四時有胃曰平胃少曰病無胃曰死有胃而反見所勝之脉甚者今病微者至其所勝之時而病合其色脉而互推之此非顯明易遵者乎仲景亦出方使法門詳寸口脉動者因其王時而動假令肝色青而反白非

其時色脉見皆當病。蓋兩手太陰經之脉。總稱寸口。因其王時而動者。肝王色青。其脉之動當微弦。設反見白色。反得毛脉。至其所不勝之時而死矣。惟本王之色脉青而且弦。為得春令之正。此外不但白色毛脉為鬼賊。即見赤黄黒之色。得鈎代石之脉。皆當主病。特有輕重之分耳。内經言法已詳。仲景復以金鍼度之。學者可不明哉。

律一條

凡治病不合色脉。參互考驗。得此失彼。得偏遺全。祇名醫工臨證模糊未具手眼醫之罪也。

○一明營衛之法　律二條

營衛論

喻昌曰：營衛之義，聖神所首重也。靈樞謂宗氣積於上焦，營氣出於中焦，衛氣出於下焦。論其所從出之根柢也。衛氣根於下焦陰中之微陽，行至中焦，從中焦之有陰有陽者，升於上焦，以獨生陽氣，是衛氣本清陽之氣，以其出於下焦之濁陰，故謂濁者爲衛也。人身至平旦陰盡而陽獨治，目開則其氣上行於頭出於足太陽膀胱經之睛明穴故衛氣晝日外行於足手六陽經所謂陽氣者一日而主外循太陽之經穴上出爲行次又謂太陽主外也衛氣慓悍不隨上焦之宗氣同行經隧而自行各經皮膚分肉之間故衛行脉外溫分肉而充皮膚肥腠理而司開闔也營氣根於中焦陽中之陰行至上焦隨上焦之宗氣降於下焦以生陰氣是營氣本濁陰之氣以其出於中焦之清陽故謂清者爲營也營氣靜專必隨上焦之宗氣同行經隧始於手太陰肺經太淵穴而行手陽

明大腸經足太陽膀胱經足少陰腎經手厥陰心胞絡手少陽三焦經足少陽膽經足厥陰肝經而又始於手太陰肺經故謂太陰主內營行脉中也衛氣晝行於陽二十五度當其王即自外而入交於營營氣夜行於陰二十五度當其王即自內而出交於衛其往來貫注並行不悖無時或息營中有衛衛中有營設分之爲二安所語同條共貫之妙耶營衛一有偏勝其患卽不可勝言衛偏勝則身熱熱則腠理閉喘麤爲之俛仰汗不出齒乾煩寃營偏勝則身寒寒則

汗出身常清數慄而厥衛偏衰則身寒營偏衰則身熱雖亦如之然必有間矣若夫營衛之氣不行則水漿不入形體不仁營衛之氣泣除則精氣弛壞神去而不可復收是以聖人陳陰陽筋脉和同骨髓堅固氣血皆從如是則內外調和邪不能害耳目聰明氣立如故可見調營衛之義爲人身之先務矣深維其機覺衛氣尤在所先焉經謂陽氣破散陰氣迺消亡是衛氣者保護營氣之金湯也謂審察衛氣爲百病母是衛氣者出納病邪之喉舌也易云一陰一陽之

謂道通其扶陽抑陰無所不至仙道亦然噫嘻鼻氣通於天者也口氣通於地者也人但知以口之氣養營惟知道者以鼻之氣養衛養衛養營者不免縱口傷生養衛者服天氣而通神明兩者之月異而歲不同也豈顧問哉

附答營衛五問

問衛氣晝行陽二十五度豈至夜而伏耶營氣夜行陰二十五度豈至晝而伏耶曰人身晝夜循環不息只一氣耳從陰陽而分言二氣晝為陽則衛氣

主之。夜爲陰則營氣主之。衛氣夜行於陰。營氣晝行於陽。不當其王則不得而主之耳。譬如日月之行。原無分於晝夜。而其經天之度則各有分矣。

問營行脉中。衛行脉外。果孰爲之分限耶。曰此義前論中已明之矣。更推其說。天包地。陽包陰。氣包血。自然之理也。營衛同行經脉中。陰自在內爲陽之守。陽自在外爲陰之護。所謂並行不悖也。兵家安營將帥自然居中。士卒自然衛外。男女居室。男自正位乎外。女自正位乎內。聖神亦只道其常耳。

問二十二難謂經言脉有是動有所生病一脉變為二病其義至今未解曰此正論營衛主病先後也一脉變為二病者同一經脉病則變為二淺深不同也邪入之淺氣留而不行所以衛先病也及邪入漸深而血壅不濡其營乃病則營病在衛病後矣使衛不先為是動而營何自後所生耶至仲景傷寒論太陽經一日而主死分風傷衛寒傷營風寒兩傷營衛而出脉證及治百種之變精義入神功在軒岐之上

問居常調衛之法若何曰每至日西身中陽氣之門乃閉即當加意護養勿反開之經謂暮而收拒毋擾筋骨毋見霧露隱括調衛之義已悉收者收藏神氣於内也拒者捍拒邪氣於外也如晨門者昏閉明啓尚何暴客之虞哉即使逢年之虚遇月之空身中之氣自固虚邪亦何能中人耶

問奇經之病亦關營衛否曰奇經所生雖不同正經之病其關於營衛則一也其陰不能維於陰悵然自失志者營氣弱也陽不能維於陽溶溶不能自

收持者。衛氣衰也。陽維爲病苦寒熱者。邪入衛而
主氣也。陰維爲病苦心痛者。邪入營而主血也。經
所謂肺衛心營者是也。陰蹻爲病陽緩而陰急。陽
病而陰不病也。陽蹻爲病陰緩而陽急。陰病而陽
不病也。此等病多於正病中兼見之。惟識其爲營
衛之所受也。則了無疑惑矣。蓋人身一氣周流無
往不貫。十二經脉有營衛。奇經八脉亦有營衛。奇
經附屬於正經界中者。得以同時並注也。繇陽維
陰維陽蹻陰蹻推之。衝脉之縱行也。帶脉之橫行

也任脉之前行也督脉之後行也孰非一氣所流
行耶一氣流行即得分陰分陽矣營衛之義亦何
往而不貫哉

律二條

凡營病治衛衛病治營與夫真邪不別輕病重治重
病輕治顛倒誤人醫之罪也

凡醫不能察識營衛受病淺深虛實寒熱先後之變
白首有如童稚不足數也

一明絡脉之法　律一條

絡脉論

喻昌曰十二經脉前賢論之詳矣而絡脉則未之及亦缺典也經有十二絡亦有十二絡者兜絡之義即十二經之外城也復有胃之大絡脾之大絡及奇經之大絡則又外城之通界皇華出入之總途也故又曰絡有十五焉十二經生十二絡十二絡生一百八十系絡系絡生一百八十纏絡纏絡生三萬四千孫絡自内而生出者愈多則愈小稍大者在俞穴肌肉間營氣所主外廓繇是出諸皮毛方爲小絡方爲衞

氣所主故外邪從衞而入不遽入於營亦以絡脉纏絆之也至絡中邪盛則入於營矣故曰絡盛則入於經以營行經脉之中故也然風寒六淫外邪無形易入絡脉不能禁止而盛則入於經矣若營氣自內所生諸病爲血爲氣爲痰飲爲積聚種種有形勢不能出於絡外故經盛入絡絡盛返經留連不已是以有取於砭射以決出其絡中之邪今醫不用砭射已不足與言至巧而用藥之際不加引經透絡功效羇遲安得稱爲良工耶至若三部九候內經原有定位王

叔和以相絡之故大小二腸候之於上心主之脈候之於下而不知絡脈所主者外所關者小雖是系絡表裏相通未可定其診象況水穀變化濁穢之府去膈上父母清陽之藏重重脂膜遮蔽其氣迥不相通豈可因外絡連屬反謂右寸之清陽上浮者爲大腸脉沉者爲肺脉經所謂藏眞高於肺者乃藏眞高於大腸矣周身之治節運是大腸主之矣左寸之浮者爲小腸脉沉者爲心脉水中汚泥反浮於蓮花之上有是理乎夫心胞之脉裏擷乎心代君主行事正如

宰相統攝政府，即當從左寸候之，若分屬右尺，與三十集同位，忽焉入閣辦事，忽焉遠竄遐荒，一日萬幾，舍樽俎而從事道路乎？切脈論中已定其診，今再論及，悉安常者不加深察耳。唯是經有十二，絡有十五，難經以陽蹻、陰蹻、脾之大絡，共為十五絡，遂為後世定名，反遺内經胃之大絡，名曰虛里，貫膈絡肺，喫緊一段，後人不敢翻越人之案，遂謂當增為十六絡，是十二經有四大絡矣，豈不寃乎。昌謂陽蹻、陰蹻二絡之名原誤，當是共指奇經為一大絡也。蓋十二經各有絡共十二絡矣此外有胃之一大絡繇胃下直貫膈肓統絡諸絡脈於上復有脾之一大絡繇脾外橫貫脇腹統絡諸絡脈於中復有奇經之一大絡繇奇經環貫諸經之絡於周身上下蓋十二絡以絡其經三大絡以絡其絡也難經原有絡脈滿溢諸經不能復拘之文是則八奇經出於十二經脈之外經脈不能拘之不待言矣自當推奇經之義督脈督諸陽而行於背任脈任諸陰而行於前不相絡也衝脈直衝於胸中帶脈橫束於腰際不相絡也陽蹻陰蹻同起

於足跟。一循外踝。一循內踝。並行而鬬。其蹻全無相絡之意。陽維陰維。一起於諸陽之會。一起於諸陰之交。名雖曰維。乃是陽自維其陽。陰自維其陰。非交相維絡也。設陽蹻陰蹻可言二絡。則陽維陰維更可言二十絡矣。督任衝帶俱可共言八絡矣。難經又云奇經之脈。如溝渠滿溢。流於深湖。故聖人不能圖。是則奇經明等之絡。夫豈有江河大經之水。擬諸溝渠者哉。難經又云人脈隆盛。入於八脈而不環周。故十二經亦不能拘之。溢畜不能環流灌溉諸經者也。全是經

盛入絡故溢畜止在於絡不能環溉諸經也然則奇
經共爲一大絡夫復何疑

律一條

凡治病不明藏府經絡開口動手便錯不學無術急
於求售醫之過也甚有文過飾非欺人欺天其與
下鬼同趣者此宵人之尤不足罪也

附答內經十問

問逆春氣則傷肝夏爲寒變此何病也曰寒變者夏
月得病之總名也緣肝木弗榮不能生其心火至

夏心火當旺反衰北方腎水得以上陵其候掩抑而不光明收引而不發露得食則飽悶遇事則狐疑下利奔迫慘然不樂甚者戰慄如喪神守證與啓玄子益火之源以消陰翳似同而實大異益彼所謂益火之源者主君相二火而言非用黃連即用桂附而此所謂益火之源者全在發舒肝木之鬱遏與黃連桂附絕不相干也

問逆秋氣則傷肺冬爲飧泄與春傷於風夏生飧泄有別否曰傷風而飧泄以風爲主風者東方木也

傷肺而飧泄以肺爲主肺者西方金也其候各異安得比而同之風邪傷人必入空竅而空竅惟腸胃爲最風既居於腸胃其導引之機如順風揚帆不俟脾之運化食入即出以故飧已即泄也不知者以爲脾虚完穀不化如長夏洞泄寒中及冬月飧泄之泄反以補脾剛燥之藥助風性之勁有泄無已每至束手無策倘知從春令治之用桂枝領風從肌表而出一二劑而可愈也而秋月之傷肺傷於肺之燥也與秋傷於燥冬生咳嗽同是一病

但在肺則為咳嗽在大腸則為食泄所謂肺移熱於大腸久為腸澼者即此病也但使肺熱不傳於大腸則飧泄自止不知者惟務止泄以燥益燥吾目中所見諸大老之誤歷歷可指也寃哉

問逆冬氣則傷腎春為痿厥同一病乎曰痿自痿厥自厥本是二病然痿者必至於厥厥者必至於痿究竟是一病也但肝氣可持則痿病先見筋脉未損則厥病先見耳肝主筋肝病則筋失所養加以風有熱患不覺忽然而痿矣肝氣以條達為順素

多鬱怒其氣不條達而横格漸至下虚上盛氣高不返眩暈不知人而厥矣厥必氣逼始廻也此皆冬時失養藏之道正氣不足之病與治痰治風絶不相干治痰與風虚者益虚矣一味培補腎水生津養血聽其筋自柔和肝自條達可也若精枯氣削亦難爲矣

問秋傷於濕上逆而咳發爲痿厥與逆冬氣則傷腎春爲痿厥有別否曰此痿厥與春月之痿厥大異秋傷於濕吾已力辨其爲傷燥矣傷於燥則肺先

病也咳者肺之本病其候不一上逆而咳燥之微
也至發而爲痿則肺金摧乎肝木發而爲厥則肺
氣逆而不行燥之極矣此蓋燥火內燔金不寒水
不令秋冬不能收藏與春月不能發生之故相去
不亦遠乎
問逆春氣則少陽不生肝氣內變逆夏氣則太陽不
長心氣內洞逆秋氣則太陰不收肺氣焦滿逆冬
氣則少陰不藏腎氣獨沉與前寒變等病又不同
者何也曰前言逆春氣而夏始病此言逆春氣而

春即病也。春氣屬少陽木，主生；夏氣屬太陽火，主長；秋氣屬太陰金，主收；冬氣屬少陰水，主藏。春未至而木先萌，夏未至而火先朗，此爲休徵；春已至而木不生，夏已至而火不長，此爲咎徵；若春已過而不生，夏已過而不長，則死期迫矣。收藏亦然。所氣內變，即所謂不條達而横格也。心氣內洞，洞開也。心虛則洞然而開，有人覺心大於身，大於室，少頃方定者，正此病也。惟心洞開，北方寒水得乘機竄入，爲寒變之病，非心氣內洞別爲一病也。

問寒變與煎厥皆屬夏月之病究竟何別曰寒變者南方心火無權爲北方寒水所變也煎厥者北方腎水無權而南方心火亢甚無制也兩者天淵不可同論煎者火性之內燔厥者火氣之上逆即經文陽氣者煩勞則張精絕辟積於夏之說可見陽根於陰深藏腎水之中惟煩勞無度則陽張於外精絕於內延至夏月火王而煎厥之病生矣

問逆冬氣則少陰不藏腎氣獨沉又云味過於甘心氣喘滿色黑腎氣不衡此何解也曰此未經闡發

之義蓋少陰主藏者也冬月水旺腎藏甚富源泉混混盈科而進若冬無所藏新舊不相承接有獨沉而已太素不解其旨至謂獨沉爲沉濁何況後人耶味過於甘腎氣不衡註作不平亦屬膚淺蓋人身心腎相交水火相濟者其恒也味過於甘腎氣爲土掩而不上交於心則心氣亦不得下交於腎所以鬱抑而爲喘滿也腎氣不衡即腎氣獨沉之變文見心腎交則腎脉一高一下猶權衡然知獨沉爲有權無衡也則不衡二字恍然矣夫腎間

之氣升灌於上。則爲榮華。獨沉於下。則爲枯謝。離經謂五藏脉平而死者。生氣獨絕於內。不滿五十動一止者。腎氣先盡。故知腎氣獨沉。非細故也。

問味過於酸。肝氣以津。脾氣乃絕。此何解也。曰此人身消息之所在。王註牽強不合乎道。夫人天眞之氣。全在於胃。津液之多寡。即關眞氣之盛衰。而胃復賴脾以運行其津液。一藏一府。相得益彰。所以胃不至於過濕。脾不至於過燥也。觀下文味過於苦。脾氣不濡。胃氣乃厚。其爲脾過燥。胃過濕。可知。

然終是相連藏府。嘿相灌滲所以脾氣但言不濡病反在胃。且未甚也。至以過酸之故助其曲直將胃中津液日漸吸引灌之於肝轉覺肝氣津潤有餘矣。肝木有餘勢必尅土其脾氣坐困不至於絕不已耳。若胃中津液尚充縱脾氣不濡有濡之者在也。亦安得坐斃哉。

問味過於苦。胃氣乃厚。味過於辛精神乃央註謂厚爲強厚央爲久長。豈五味中酸鹹甘多所損苦與辛多所益乎。曰二義原不作此解王註與經文全相背謬。觀於胃氣迺厚繇於脾氣不濡。明係脾困不爲胃行津液。胃氣積而至厚也。胃氣一厚。容納遂少。反以有餘成其不足。更難施治。今人守東垣一家之學。遇胃病者。咸用補法。其有愈補愈脹者。正坐此弊。如西北之人。喜食生硬麪酪。迨至受病投以牽牛巴豆。乃始暢適。即香砂橘半用且不應。況用參朮之補乎。内經有言。胃氣實則脹。虛則泄。益可知矣。至精神乃央。上文既云筋脈沮弛。明是筋脈得辛而緩散不收也。況人之精神全貴收藏不當耗散。寧有辛散既久而不為殃害者耶。且夫則其為病且有卒暴之虞矣。相傳多食辛令人夭豈不然哉。

問味過於鹹大骨氣勞從前無解請一明之曰身中消息有謂心未有不正腎未有不邪者以腎為作強之官也有謂腎未有不正心未有不邪者以心為情慾之府也大骨氣勞心腎兩有所涉而實有不盡然者嘗見高僧高道棲真習定忽焉氣動精傾乃知味過於鹹大骨氣勞之說不盡關於情慾

耳。益食鹹過多，峻補其腎，腰骨高大之所，其氣忽積。喜於作勞。氣既勃勃內動，則精關勃勃欲開，雖不見可欲。而不覺關開，莫制矣。經謂強力入房。腎氣乃傷。高骨乃壞。此固嗜慾無節者之本病，奈何。清修卓練之士。每於蔬菜間。多食鹹藏厚味，以虧道體，無有以內經之理。一一陳其前者。及病已成，而食淡齋長年累月，自若亦足補偏救弊。然不如當月味勿過鹹之超矣。因并及之。

申明内經法律

律一條　發明内經二條

凡病有標本更有似標之本似本之標若不明辨陰陽逆從指標爲本指本爲標指似標者爲標似本者爲本迷亂經常倒施鍼藥醫之罪也

治病必求其本

萬事萬變皆本陰陽而病機藥性脉息論治則最切於此故凡治病者在必求於本或本於陰或本於陽知病所繇生而直取之乃爲善治若不知求本則茫如望洋無可問津矣今世不察聖神重本

之意治標者常七八治本者無二三且動稱急則治標緩則治本究其所爲緩急顛倒錯認舉手誤人失於不從明師講究耳所以凡因病而致逆因逆而致變因寒熱而生病因病而生寒熱者但治其所生之本原則後生諸病不治自愈所以得陰脉而見陽證者本陰標陽也得陽脉而見陰證者本陽標陰也若更治其標不治其本則死矣爲醫而可不知求本哉

知標與本用之不殆明知逆順正行無問不知是者

不足以言診足以亂經故大要曰粗工嘻嘻以爲可知言熱未已寒病復始同氣異形迷診亂經此之謂也

守道而行無所疑問不有眞見安能及此粗工妄謂道之易知故見標之陽輒從火治假熱未除眞寒復起雖陰陽之氣若同而變見之形迥異粗工昧此未有不迷亂者矣

百病之起多生於本六氣之用則有生於標者有生於中氣者太陽寒水本寒標熱少陰君火本熱標寒其治或從本或從標審寒熱而異施也少陽

相火從火化爲本太陰濕土從濕化爲本其治但從火濕之本不從少陽太陰之標也陽明燥金金從燥化燥爲本陽明爲標厥陰風木木從風化風爲本厥陰爲標其治不從標本而從乎中中者中見之氣也盖陽明與太陰爲表裏其氣互通於中是以燥金從濕土之中氣爲治厥陰與少陽爲表裏其氣互通於中是以風木從相火之中氣爲治亦以二經標本之氣不合故從中見之氣以定治耳若夫太陽少陰亦互爲中見之氣者然其或寒

或熱標本其明可以不求之於中耶至於諸病皆治其本惟中滿及大小二便不利治其標蓋中滿則胃滿胃滿則藥食之氣不能行而藏府皆失所稟故無暇治其本先治其標更為本之本也二便不通乃危急之候諸病之急無急於此故亦先治之舍此則無有治標者矣至於病氣之標本又自不同病發而有餘必累及他藏他氣先治其本不使得入他藏他氣為善病發而不足必受他藏他氣之累先治其標不使累及本藏本氣為善又如

病爲本工爲標工不量病之淺深病不擇工之藏否亦是標本不得也緣標本之說錯出難明故此述其大畧云

○一申治病不本四時之律

律一條
發明內經五條

凡治病而逆四時生長化收藏之氣所謂違天者不祥醫之罪也

治不本四時

不本四時者不知四時之氣各有所本而逆其氣也春生本於冬氣之藏夏長本於春氣之生長夏

之化本於夏氣之長秋收本於長夏之化冬藏本於秋氣之收如冬氣不藏無以奉春生春氣不生無以奉夏長不明天時則不知養藏養生之道從何補救

逆春氣則少陽不生肝氣內變又夏爲寒變陽氣不能鼓動而生出內鬱於肝則肝氣混揉變而傷矣

肝傷則心火失其所生故當夏令而火有不足寒水侮之變熱爲寒也

逆夏氣則太陽不長心氣內洞　又秋爲痎瘧
陽氣不能條暢而外茂内薄於心燠熱内消故心
中洞然而空也心虛内洞則諸陽之病作矣
心傷則暑氣乘之至秋而金氣收斂暑邪内鬱於
是陰欲入而陽拒之故爲寒火欲出而陰束之故
爲熱金火相爭故寒熱往來而爲痎瘧
逆秋氣則太陰不收肺氣焦滿　又冬爲飱泄
肺熱葉焦爲脹滿也
肺傷則腎水失其所生故當冬令而爲腎虛飱泄

飧泄者水穀不分而寒泄也

逆冬氣則少陰不藏腎氣獨沉　又春為痿厥

少陰主藏少陰之氣不伏藏而至腎氣獨沉則有

權無衡如冷灶無烟而注泄沉寒等病作矣

腎傷則肝木失其所生肝主筋故當春令而筋病

為痿陽貴深藏故冬不能藏則陽虛為厥

此可見春夏生長之令不可以秋冬收藏之氣逆

之秋冬收藏之令不可以春夏生長之氣逆之醫

者而可悖春夏養陽秋冬養陰之旨乎

○一申治病不審地宜之律　律一條　發明內經六條

凡治病不察五方風氣服食居處各不相同一槩施治藥不中竅醫之過也

治不法天之紀地之理則災害至矣

天時見上地之寒溫燥濕剛柔五方不同人病因之故內經以異法方宜名篇可見聖神隨五方風氣而異其法以宜民也

東方之民食魚而嗜鹹魚者使人熱中鹽者勝血故其民皆黑色踈理其病皆為癰瘍其治宜砭石故砭

石者亦從東方來
魚發瘡鹽發渴血弱而熱易爲癰瘍
西方之民陵居而多風水土剛强其民不衣而褐薦
華食而脂肥故邪不能傷其形體其病生於內其治
宜毒藥故毒藥者亦從西方來
水土剛強飲食脂肥膚腠閉封血氣充實外邪不
能傷病生於喜怒思憂恐及飲食男女之過甚也
北方其地高陵居風寒冰冽其民樂野處而乳食藏
寒生滿病其治宜灸焫故灸焫者亦從北方來

水寒冰冽故生病於藏寒也
南方其地下水土弱霧露之所聚也其民嗜酸而食
胕緻理而赤色其病攣痺其治宜微鍼故九鍼者亦
從南方來
食胕所食不芬香也酸味收斂故人皆肉理密緻
陽盛之處故色赤濕熱內淫故筋攣脉痺也
中央地平以濕民食雜而不勞故其病多痿厥寒熱
其治宜導引按蹻故導引按蹻者亦從中央出也
○東方海南方下西方北方高中央之地平以濕地

氣異生病殊焉

聖人雜合以治各得其所宜故治所以異而病皆愈

者得病之情知治之大體也

隨五方用法各得其宜唯聖人能達其性懷耳

春氣西行夏氣北行秋氣東行冬氣南行故春氣始

於下秋氣始於上夏氣始於中冬氣始於標春氣始

於左秋氣始於右冬氣始於後夏氣始於前此四時

正化之常故至高之地冬氣常在至下之地春氣常

在必謹察之

地有高下氣有溫涼高者氣寒下者氣熱故失寒涼者脹失溫熱者瘡下之則脹已汗之則瘡已此腠理開閉之常大小之異耳

西北之氣散而寒之東南之氣收而溫之所謂同病異治也故曰氣寒氣涼治以寒涼行水漬之氣溫氣熱治以溫熱強其内守必同其氣可使平也假者反之

崇高則陰氣治之汚下則陽氣治之高者其人壽下者其人夭

一申治病不審逆從之律　律一條　發明内經二條

凡治病有當逆其勢而正治者有當從其勢而反治者若不懸鑑對照而隨手泛應醫之罪也

不審逆從

不審量其病可治與不可治也

逆從倒行

反順爲逆也

逆從者以寒治熱以熱治寒是逆其病而治之以寒治寒以熱治熱是從其病而治之從治即反治也逆者正治辨之無難從者反治辨之最難蓋寒

有眞寒假寒熱有眞熱假熱眞寒眞熱以正治之即愈假寒假熱以正治之則死矣假寒者外雖寒而内則熱脉數而有力或沉而鼓擊或身寒惡衣或便熱秘結或煩滿引飲或腸垢臭穢此則明是熱極反兼寒化即陽盛格陰也假熱者外雖熱而内則寒脉微而弱或數而虛或浮大無根或弦芤斷續身雖熾熱而神則靜語雖譫妄而聲則微或虛狂起倒而禁之則止或蚊跡假癍而淺紅細碎或喜冷水而所用不多或舌胎面赤而衣被不撤

或小水多利或大便不結此則明是寒極反兼熱化即陰盛格陽也假寒者清其內熱內清則浮陰退舍矣假熱者溫其眞陽中溫則虛火歸元矣是當從治者也

凡用奇偶七方而藥不應則當反佐以入之如以熱治寒而寒格熱反佐以寒則入矣如以寒治熱而熱格寒反佐以熱則入矣又如寒藥熱服借熱以行寒熱藥寒服借寒以行熱皆反佐變通之法因勢利導故易爲力亦小小從治之意也

○一申治病不辨脉證相反之律　律一條　發明内經九條

凡治病不辨脉與證之相反懵然治之醫之罪也或不得已明告而勉圖其難則無不可

氣虚身熱此謂反也

陽氣虚則不當身熱而反熱身熱則脉氣當盛而反虚是病氣與證不符故謂反也反則胡可妄治

穀入多而氣少此謂反也

穀入於胃助其胃氣散布經絡常充然有餘今穀入多而氣少是胃氣不布也

穀不入而氣多此謂反也
胃氣外散脉并之也
脉盛血少此謂反也脉少血多此謂反也
經脉行氣絡脉受血經氣入絡絡受經氣候不相
合故皆反常
穀入多而血少者得之有所脫血濕居下也
脫血則血虛血虛則氣盛氣盛氣內鬱逼迫津液流
入下焦故云濕居下也
穀入少而氣多者邪在胃及與肺也

胃氣不足肺氣下流于胃中故邪在胃然肺氣入胃則肺氣不自守氣不自守則邪氣從之故云邪在胃及與肺也

脉小血多者飲中熱也

飲留脾胃則脾氣溢脾氣溢則發熱中

脉大血少者肺有風氣水漿不入

風氣盛滿則水漿不入

形盛脉細少氣不足以息者危形瘦脉大胸中多氣者死

合此一條觀之前四條皆危證然脉細少氣者危脉大多氣者死又與損至之脉同推矣

○一申治病不察四易四難之律　律一條　發明内經二條

凡治病參合於望色切脉審證三者則難易若視諸掌粗工難易不辨甚且有易無難醫之罪也

凡治病察其形氣色澤脉之盛衰病之新故及治之無後其時形氣相得謂之可治色澤以浮謂之易已脉從四時謂之可治脉弱以滑是有胃氣命曰易治

氣盛形盛氣虛形虛是相得也故可治氣色明潤血氣相營故易已春弦夏鉤秋浮冬營順從四時故可治弱而且滑胃氣適中無過不及故易治形氣相失謂之難治色夭不澤謂之難已脉實以堅謂之益甚脉逆四時為不可治必察四難而明告之

形與氣兩不相得色夭枯而不明潤脉實堅而無胃氣逆四時而脉反常此四者工之所難為故必明告之粗之所易治曾不加察也

○一申治病不察新久之律　律一條　發明内經六條

凡治病不辨新病邪實久病正虚緩急先後失序而實實虚虚醫之罪也。

徵其脉小色不奪者新病也。

　氣乏而神猶强也。

徵其脉不奪其色奪者此久病也。

　神雖持而邪則淩正也。

徵其脉與五色俱奪者此久病也。

　神與氣俱衰也。

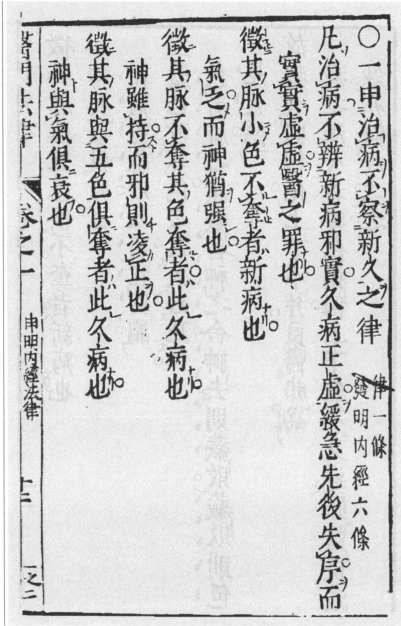

徵其脉與五色俱不奪者新病也

神與氣俱強也

新病可急治久病宜緩調

五藏已敗其色必夭夭必死矣

色者神之旗藏者神之舍神去則藏敗藏敗則色

見惡

故病久則傳化上下不并良醫弗爲

病之深者變化相傳上下氣不交通雖醫良法

妙亦何以爲之

○一申治病不先歲氣之律　律一條　發明内經四條

凡治病不明歲氣盛衰人氣虚實而釋邪攻正實實虚虚醫之罪也

不知年之所加氣之盛衰虚實之所起不可以爲工矣

不知歲運之盛衰自不知人氣之虚實

失時反候五治不分邪僻内生工不能禁也

不知氣之至與不至而失其時反其候則五運之治盛衰不分其有邪僻内生病及於人者雖醫工莫能禁之繇其不知時氣也

不知合之四時五行因加相勝釋邪攻正絶人長命

一不知邪正虛實而妄施攻擊奪人眞元殺人於冥冥之中故爲切戒

必先歲氣無伐天和無盛盛無虛虛而遺人夭殃無致邪無失正絶人長命

内經諄諄示戒學者可不求師講明蓋歲有六氣分主有南面北面之政先知此六氣所在人脉至尺寸應之太陰所在其脉沈少陰所在其脉鈎厥陰所在其脉弦太陽所在其脉大而長陽明所在

其脉短而濇少陽所在其脉大而浮如是六脉則謂天和不識者呼爲病脉攻寒令熱脉不變而熱疾已生制熱令寒脉如故而寒病又起欲求其適安可得乎夭枉之來率繇於此不察虛實但用攻擊盛盛虛虛致邪失正遺人夭殃絕人長命也

北政之歲少陰在泉則寸口不應厥陰在泉則右不應太陰在泉則左不應南政之歲少陰司天則寸口不應厥陰司天則右不應太陰司天則左不應諸不應者反其診則應矣北政之歲三陰在下

則寸不應。三陰在上則尺不應。南政之歲三陰在天則寸不應。三陰在泉則尺不應。左右同。

○一申用藥不遠寒熱之律 一律一條 發明內經一條

凡治病用寒遠寒。用熱遠熱。其常也。不遠寒熱。其變也。若不知常變。一槩施治。禍患無窮。醫之罪也。

發表不遠熱。攻裏不遠寒。不發不攻而犯寒犯熱。寒熱內賊。其病益甚。故不遠熱則熱至。不遠寒則寒至。寒至則堅否、腹滿、痛急、下利之病生矣。熱至則身熱、吐下、霍亂、癰疽、瘡瘍、瞀鬱、注下、瞤瘛、腫脹、嘔、鼽衄、頭

節變肉痛血溢血泄淋閟之病生矣

治病惟發表不遠熱，非發表則必遠熱矣。○惟攻裏不遠寒，非攻裏則必遠寒矣。不當遠而遠，當遠而不遠，其害俱不可勝言。○

○一申治病不知約方之律　律一條　發明內經二條

凡用方不分君臣佐使，頭緒紛雜，率意妄施，藥與病過不相當，醫之罪也。

約方猶約囊也。囊滿弗約，則輸泄；方成弗約，則神與弗居。○

業醫者當約治病之方而約之以求精也易曰精義入神以致用也不得其精焉能入神有方無約即無神也故曰神與弗居

藏位有高下府氣有遠近病證有表裏用藥有輕重調其多少和其緊慢令藥氣至病所爲故勿太過與不及乃爲能約

未滿而知約之可爲工不可以爲天下師

未滿而知約何約之有是以言約者非滿不可故未滿而知約必不學無術之下材耳然較諸全不

知約者失必稍輕當見用峻劑重劑之醫屢獲奇中及徵其宜報比用平劑輕劑者轉厲豈非功以倖邀不敵罪耶噫安得正行無間之哲履險皆平從權皆經也哉

○一申治病不知約藥之律　律一條　發明內經二條

凡用藥太過不及皆非適中而不及尚可加治太過則病去藥存爲害更烈醫之過也

帝曰有毒無毒服有約乎岐伯曰病有久新方有大小有毒無毒固宜常制矣大毒治病十去其六常毒

治病十去其七。中毒治病。十去其八。無毒治病。十去其九。穀肉菓菜食養盡之。無使過之。傷其正也。

下品烈毒之藥治病十去其六。卽止藥。中品藥毒次於下品。治病十去其七。卽止藥。上品藥毒毒之小者。病去其八。卽止藥。上下中品悉有無毒平藥病去其九。卽當止藥。此嘗制也。

有毒無毒。所治爲主。適太小爲制也。

但能破積愈疾。解急脫死。則爲良方。非必以先毒爲是。後毒爲非。無毒爲非。有毒爲是。必量病輕重

大小而制其方也

周禮令醫人採毒藥以供醫事以無毒之藥可以養生不可以勝病耳今世醫人通弊擇用幾十種無毒之藥求免過愆病之二三且不能去操養癰之術坐悞時日遷延斃人者比比而欲已身長享子孫長年其可得乎

○一申治病不疏五過之律　律一條　釋經文五條

凡診病不問三常不知比類不察神志不遵聖訓故犯無忌醫之罪也

凡未診病者必問嘗貴後賤雖不中邪病從内生名曰脱營嘗富後貧名曰失精五氣留連病有所并粗工診之不在藏府不變形軀診之而疑不知病名身體日減氣虚無精病深無氣洒洒然時驚病深者以其外耗於衛内奪於營良工所失不知病情此亦治之一過也

過在不問病情之所始也

凡欲診病者必問飲食居處暴樂暴苦始樂後苦皆傷精氣精氣竭絶形體毀沮暴怒傷陰暴喜傷陽厥

氣上行滿脉去形愚醫治之不知補寫不知病情
華曰奪邪氣乃并此治之二過也
過在不知病人七情所受各不同也
善爲脉者必以比類奇恒從容知之爲工而不知道
此診之不足貴此治之三過也
比類之法醫之所貴如老吏判案律所不載者比
例斷之纖悉莫逃也奇恒者審其病之奇異平常
也從容者凡用比類之法分別病能必從容參酌
惡粗疎簡畧也

診有三常必問貴賤封君傷敗及欲侯王故貴脫勢雖不中邪精神內傷身必敗亡始富後貧雖不中邪皮焦筋屈痿躄爲攣醫不能嚴不能動神外示柔弱亂至失常病不能服則醫事不行此治之四過也

此過繇於不能戒嚴病者令之悚然神動蠲除忌患徒外示柔弱委曲從人也

凡診者必知終始有知緒餘切脈問名當合男女離絕菀結憂恐喜怒五藏空虛五氣離守工不能知何術之語

察氣色之終始知病發之餘緒辨男女之順

七情内傷故離間親愛者魂遊絕念所懷者意喪菀積所慮者神勞結固餘怨者志苦憂愁者閉塞而不行恐懼者蕩憚而失守盛怒者迷惑而不治喜樂者憚散而不藏由是八者故五藏空虛血氣離守工不思曉又何言醫

嘗富大傷斬筋絕脉身體復行令澤不息故傷敗結留薄歸陽膿積寒熱粗工治之亟奪陰陽身體解散四支轉筋死日有期醫不能明不問所發惟言死日

亦爲粗工此治之五過也

非分過損身體雖復津液不滋血氣內結留而不去薄於陽脉則化爲膿久積腹中則外爲寒熱也

不但不學無術者爲粗工即使備盡三世經法而診不辨三嘗療不慎五過亦爲粗略之醫也

凡此五者受術不通人事不明也

一申治病不徵四失之律　律一條　明錄經文

凡治病不問證辨脉而以無師之術籠人此最可賤不足罪也

夫經脉十二絡脉三百六十五此皆人之所明知工之所循用也所以不十全者精神不顓志意不理外内相失故時疑殆

精神不顓不能吉凶同患志意不理不能應變無竆內外相失不能參合色脉安得不疑而且殆

診不辨陰陽此治之一失也

受師不卒妄作雜術謬言爲道更名自功妄用砭石後遺身咎此治之二失也

不適貧富貴賤之居坐之厚薄形之寒溫不適飲食

之妄不別人之勇怯不知比類足以自亂不足以自明此治之三失也

診病不問其始憂患飲食之失節起居之過度或傷於毒不先言此卒持寸口何病能中妄言作名爲粗所窮此治之四失也

申明仲景律書 附傷寒三陽經禁一條 附雜證時病藥禁一條

原文允為定律茲特申明十義不更擬律

○一申治風溫不可發汗之律

傷寒有五皆熱病之類也同病異名同脉異經病雖俱傷於風其人素有錮疾則不得同法其人素傷於風因復傷於熱風熱相薄則發風溫四肢不收頭痛身熱常汗出不解治在少陰厥陰不可發汗汗出讝語獨語內煩躁擾不得臥善驚目亂無精治之復發其汗如此死者醫殺之也

傷寒有五卽傷寒風温濕温温瘧温毒也傷寒括傷風在內素有錮疾不得同法卽動氣在上下左右不可汗下之類傷風重復傷熱兩邪相搏於內本屬少陰裏證如温瘧之病而厥陰風木則兼受之熱邪充斥兩臟尚可用辛温發散助其熯乎悞發其汗死證四出不可復救矣復發其汗卽申上文不可發汗者復發其汗非是死證已出復發其汗也

一申治濕温不可發汗之律

傷寒濕溫其人常傷於濕因而中暍濕熱相薄則發濕溫病苦兩脛逆冷腹滿叉胸頭目痛苦妄言治在足太陰不可發汗汗出必不能言耳聾不知痛所在身青面色變名曰重暍如此者死醫殺之也

濕溫即暑與濕交合之溫病素傷於濕因復傷暑兩邪相搏深入太陰以太陰主濕召暑而入其中也兩脛逆冷腹滿濕得暑而彰其寒叉胸頭目痛苦妄言暑得濕而彰其熱此但當分解熱濕之邪而息其焰寧可發汗令兩邪混合為一耶發汗則

口不能言耳不能聞心不知苦但身青面色變顯露於肌肉之外耳喎病而至重喎又非虛虛實實之比直爲醫之所殺矣

二律出脉經王叔和集醫律之文然則醫律古有之矣何以後世無傳耶詳考仲景以前冬月之傷寒尚未備況春月之風温夏月之濕温乎是則醫律爲仲景之書無疑矣蓋傷寒論全書皆律其書中不及載之證另作律書以緯之傳至晉代傷寒書且得之捜採之餘而律書更可知矣所以叔和

雖採二十條入脉經究竟不知爲何時何人之言也再按律書雖亡而三百九十七法具在其法中之律原可引伸觸類於以神而明之如曰此醫吐之過也此醫下之所致也與夫不可汗不可下不可灸不可用前藥此爲小逆此爲大逆此爲一逆再逆此爲難治此爲不治條例森森隨證細心較勘自能立於無過茲將脉法中大戒發明數則俾察脉之時預知凛焉

○一申治傷寒病令人亡血之律

病人脉微而濇者此爲醫所病也大發其汗又數大下之其人亡血病當惡寒後乃發熱無休止時夏月盛熱欲着複衣冬月盛寒欲裸其體陽微則惡寒陰弱則發熱此醫發其汗令陽氣微又大下之令陰氣弱五月之時陽氣在表胃中虚冷以陽氣内微不能勝冷故欲着複衣十一月之時陽氣在裏胃中煩熱以陰氣内弱不能勝熱故欲裸其身又陰脉遲濇故知亡血也

人身之脉陰陽相抱榮衛如環傷寒病起之後脉

見陽微陰濇，知爲醫之所累。太汗大下，兩傷其榮衛，以故惡寒發熱，無休止時。乃至夏月反毗於陰，冬月反毗於陽，各造其偏，經年不復，其爲累也大矣。卽陽脉之微，以久持而稍復，而但陰脉遲濇，亦爲亡血，以陰血更易虧難復耳。設其人平素脉微且濇，醫悞大汗大下，死不終日矣。此論病時汗下兩傷，所以經年不復之脉也。

○一申治傷寒病令人發衄之律

寸口脉浮大，醫反下之，此爲大逆。浮爲無血，大卽爲

寒寒氣相搏卽爲腸鳴醫乃不知而飮水令大汗出水得寒氣冷必相搏其人卽䭇

寸口脉浮大病全在表醫反下之則在表之陽邪下陷而胃中之眞陽不治遂成結胸等證故爲大逆浮主氣故曰無血卽浮爲在表未入於陰之互辭大卽爲寒見外感之邪全未外解也中有一證下陷之邪與藏氣相搏而爲腸鳴者此必未嘗痞結至極蓋痞結卽不復轉氣也醫不知其人邪已內陷當將差就錯內和其氣反飮水令大汗出是

下之一損其胃中之陽飲水再損其胃中之陽腹中之邪隨汗出還返於胃與水氣相搏且夾滯濁氣上干清氣其人卽餲餲者胃氣垂絶之象傷寒之危候也然其死與不死尚未可定葢脉之浮大本非微弱之比而邪之內陷當大逆者止成腸鳴小逆倘發餲已後陽氣漸回水寒漸散仍可得生觀後條仲景謂寒聚心下當奈何也此則聚而不散無可奈何仁人之望絶矣

○一申治傷寒病致人胃寒之律

寸口脉濡而弱，濡即惡寒，弱即發熱，濡弱相搏，藏氣衰微，胸中苦煩，此非結熱，而反薄居水漬布，冷銚貼之，陽氣遂微，諸府無所依，陰脉凝聚，結在心下而不肯移，胃中虚冷，水穀不化，小便縱通，復不能多，微則可救，聚寒不散，當奈何也。

此見寸口陽脉濡，陰脉弱，乃藏氣素衰之徵。陽濡則惡寒，陰弱則發熱。其人胸中苦煩，即爲虚煩，不當認爲結熱，而以冰漬布冷貼，重傷其胸中之陽也。蓋胸中之陽，爲諸府之所依藉，陽氣一微，陰氣即凝結心下。如重陰蔽晛。胃中水穀。無陽以化。而水寒下流。小便必縱通。然陽不化氣。復不能多。履霜堅冰。可奈何耶。亦因平素脉之濡弱。知其胸中之陽不能復辟耳。

○一申治傷寒病過壯盛人。發汗過經之律

寸口脉洪而大。數而滑。洪大則榮氣長。滑數則衛氣實。榮長則陽盛。怫鬱不得出身。衛實則堅難大便。則乾燥。三焦閉塞。津液不通。醫發其汗。陽氣不過。重復下之。胃燥乾畜。大便遂擯。小便不利。榮衛相搏。心煩發熱兩眼如火鼻乾面赤舌爆齒黃焦故大渴過經成壞病鍼藥所不能制與水灌枯槁陽氣微散身寒溫衣覆汗出表裏通然其病即除形脉多不同此愈非法治但醫所當慎妄犯傷榮衛

此見榮衛彊盛三焦堅實之人雖發其汗未必周到必須更汗通其怫鬱若悞下之則熱證百出遂至過經而成壞證鍼藥所不能制勢亦危矣與水灌令陽散汗出因而病愈以其人榮衛素盛故倖全耳然人之形脉多有不同設榮衛素弱將奈之

何故可嚀云此愈非法治醫當謹持於汗下之先勿使太過不及乃爲盡善若不辨形脉之強弱而憑臆汗下必犯太過不及之戒而傷人之榮衛矣

○一申治傷寒病不審榮衛素虛之律

脉濡而緊濡則陽氣微緊則榮中寒陽微衛中風發熱而惡寒榮緊胃氣冷微嘔心内煩醫以爲大熱解肌而發汗亡陽虛煩躁心下苦痞堅表裏俱虛竭卒起而頭眩客熱在皮膚悵快不得眠不知胃氣冷緊寒在關元技巧無所施汲水灌其身客熱應時罷慄

慄而振寒重被而覆之汗出而冒顛體惕而又振。小便爲微難寒氣因水發清穀不容間嘔變反腸出顛倒不得安手足爲微逆身冷而内煩遲欲從後救安可復追還。

此見脉之濡而緊者爲陽氣微榮中寒陽微衞中風外則發熱惡寒榮緊胃中冷内則微嘔心煩醫不知其外熱内冷以爲太熱而從汗解之則表裏俱虚客熱淺在皮膚緊寒深在關元猶汲水灌其客熱致寒證四出不可復救也。

前壞證汗下兩誤鍼藥莫制。與之以水而倖痊以其榮衛素盛也此一證榮衛素虧雖不經下但只誤汗誤與之水即屬不救然則證同脉異不察其脉但驗其證徒法不能行矣過懲其可免乎。

○一申治傷寒病不審陽盛陰虛之律

脉浮而大浮爲氣實大爲血虛血虛爲無陰。孤陽獨下陰部小便難胸中虛今反小便利而大汗出法當衞家微今反更實津液四射榮竭血盡乾煩不眠血薄肉消而成暴液醫復以毒藥攻其胃此爲重虛客

陽去有期必下洿泥而死

脉浮而大氣實血虚雖偏之爲害亦人所常有也若此者陰部當見不足今反小便利大汗出外示有餘殊非細故矣設衞氣之實者因得汗利而脉轉微弱藉是與藥無忤庶可安全若衞分之脉較前更加堅實則陽强於外陰必消亡於内所爲小便利大汗出者乃津液四射之徵勢必榮竭血盡乾煩不眠血薄肉消而成暴液下注之證此際安其胃固其液調和强陽收拾殘陰猶恐不及况復

以毒藥攻其胃增奔迫之勢而蹈重虛之戒令後陽亦失嘔血如泥而死哉傷寒病陽張於外陰亡於內之證最多醫不知脈其操刃可勝數耶

○一申治傷寒病不診足脈強汗動其經血之律

趺陽脈浮浮則爲虛浮虛相搏故令氣餲言胃氣虛竭也脈滑則爲噦此爲醫咎責虛取實守空迫血脈浮鼻中燥者必衄也

寸口脈浮宜發其汗謂邪在太陽榮衛間未深入也若至陽明即在經之邪以汗爲太禁矣設其人

胃氣充實亦何必禁之故邪入陽明必診趺陽足脉趺陽脉浮即是胃氣虛餒不可發汗所以有建中之法建立中氣然後汗之以汗即胃之津液也津液不充強發其汗則邪與虛搏其人必䬪若脉見浮而且滑則其搏虛者且轉爲饑深於䬪矣此皆醫者不察足脉之咎強責胃氣之虛刼汗以取其實邪致令胃中之守空而逼其血外出蓋陰在內爲陽之守胃中津液爲陽其不外泄者賴陰血以守之故強逼其津液爲汗斯動其所守之血矣

其外邪勝而身中燥者必衄其不衄者亦瘀畜胃中而生他患也此與誤發少陰汗者同科而減等少陰少血動其血則下厥上竭而難治陽明多血但釀患未巳耳

○一申治傷寒病不診足脉誤下傷其脾胃之律

趺陽脉遲而緩胃氣如經也趺陽脉浮而數浮則傷胃數則動脾此非本病特醫下之所爲也榮衞內陷其數先微脉反大浮其人大便鞕氣噫而除何以知之本以數脉動脾其數先微故知脾氣不治大便鞕

氣噫而除今脉反浮其數改微邪氣獨留心中則饑邪熱不殺穀潮熱發渴數脉當遲緩脉因前後度數如法病者則饑數脉不時則生惡瘡也

趺陽足脉以遲緩為經常不當浮數若見浮數知醫悞下而傷胃動脾也榮衞環轉之氣以悞下而內陷其數脉必先改為微而脾氣不治大便鞕氣噫而除此皆邪客於脾所致即鍼經脾病者善噫得後出餘氣則快然如衰之謂也邪熱獨留心下雖饑復不殺穀抑且潮熱發渴未有愈期必數脉

之先微者仍遲緩如其經常始餓而消穀也若數
脉從前不改爲微則邪熱未陷於脾但鬱於榮衛
主生惡瘡而已

○

附申治傷寒不可犯六經之禁

足太陽膀胱經禁下若下之太早必變證百出足陽
明胃經禁發汗禁利小便犯之則重損津液脉必
代結足少陽膽經禁汗禁下禁利小便汗則犯陽
明下則犯太陽利小便則使生發之氣陷入陰中
太陽經一禁陽明經二禁少陽經三禁此定禁也

至三陰經則無定禁但非胃實仍禁下耳

○附申治雜證不可犯時禁病禁藥禁

時禁者春夏禁下秋冬禁汗春夏而下秋冬而汗是失天信伐天和也然病有不得已而從權汗下者病去速改若漬用之是故意違天自取不祥也

病禁者病人陽氣不足陰氣有餘則禁助陰瀉陽病人陰氣不足陽氣有餘則禁助陽瀉陰以及老少不同新久異治之類

藥禁者津液內亡作渴禁用淡滲五苓汗多禁利

小便小便多禁發汗咽痛禁發汗利小便大便快
利禁服梔子大便秘濇禁用燥藥吐多不得復吐
吐而上氣壅滯大便不通止可宣散上氣禁利大
便脈弦禁服下胃而虛虛脈緩禁服建中而實實

治天下有帝王之律治仙神有上天之律至於
釋門其律尤嚴三藏教典儀律居三之一由五
戒而五百戒由五百戒直造自性清淨無戒可
言而道成矣醫爲人之司命先奉大戒爲入門
後乃盡破微細諸惑始具活人手眼而成其爲

太醫何可妄作聰明草菅人命哉嘗羨釋門犯戒之僧即不得與衆僧共住其不退心者自執糞穢雜役三千年乃懇律僧二十衆佛前保舉始得復爲佛子當今世而有自訟之醫乎昌望之以勝醫任矣

先哲格言

大凡物理有常有變。運氣所生者。常也。異於所生者。皆變也。常則如本氣。變則無所不至而各有所占。故其候有從逆淫鬱勝復太過不及之變。其法皆不同。若厥陰用事。多風而草木榮茂。此之謂從。天氣明潔燥。而無風。此之謂逆。太虛埃昏流水不冰。此之謂淫。大風折木雲物混擾。此之謂鬱。山澤焦枯草木凋落。此之謂勝。大暑燔燎螟蝗爲災。此之謂復。山崩地震埃昏時作。此之謂太過。陰森無時

重雲晝昏此之謂不及隨其所變疾厲應之皆視當時當處之候雖數里之間但氣候不同而所應全異豈可膠於一定

歲運有主氣有客氣常者爲主外至者爲客初之氣厥陰以至終之氣太陽者四時之常序也故謂之主氣惟客氣本書不載其目故說者多端或以甲子之歲天數始於水下一刻乙丑之歲始於二十六刻丙寅歲始於五十一刻丁卯歲始於七十六刻者謂之客氣此乃四分曆法求大寒之氣何與

歲運又有相火之下水氣乘之土位之下風氣乘之謂之客氣此亦主氣也與六節相須不得爲客凡所謂客者歲半以前天政主之歲半以後地政主之四時常氣爲之主天地之政爲之客逆主之氣爲害暴逆客之氣爲害徐調其主客無使傷沴此治氣之法也 沈存中

少角之運歲木不及侮而乘之者金也金不務德故以燥勝風時則有白露早降收氣率行其變爲肅殺其災爲蒼隕名爲少角而實與太商之歲同少

徵之運歲火不及侮而乘之者水也水不務德故以寒勝熱時則有寒雰凝慘地積堅冰其變爲凜列其災爲霜雹名爲少徵而實與太羽之歲同少宮之運歲土不及侮而乘之者木也木不務德故以風勝濕時則有大風飄暴草偃沙飛其變爲張發其災爲散落名爲少宮而實與太角之歲同少商之運歲金不及侮而乘之者火也火不務德故以熱勝燥時則有火延焦槁炎赫沸騰其變爲銷鑠其災爲燔焫名爲少商而實與太徵之歲同少

羽之運歲木不及侮而乘之者土也土不務德故以濕勝寒時則有泉涌河衍涸澤生魚其變爲驟注其災爲霖潰名爲少羽而實與太宮之歲同運乎此則知歲在涸流之紀而河決大水固可以類而推之也 劉溫舒

天地之間氣有偏勝而無以救之則萬物之所存者幾希矣是故風熱燥濕寒五者各司一氣生長化收藏五者各司一時以順相乘然後能循環以相生以逆相勝然後能循環以相救故曰五氣之運

猶權衡也。高者抑之。下者視之。化者應之。勝者復之。化者應之氣之平也。五氣之相得也。勝者復之氣之不平也。五氣之相賊也。氣平而相得者。所以通其常。氣不平而相賊者。所以觀其變。古之明乎此而善攝生者。何常不消息盈虛。以道御神耶　劉溫舒

太陽司天之政。歲宜以苦燥之溫之。陽明司天之政。歲宜以苦辛汗之清之散之。又宜以鹹。少陽司天之政。歲宜以鹹宜辛宜酸滲之泄之漬之發之觀氣寒溫以調其氣。太陰司天之政。歲宜以苦燥之

溢之甚者發之泄之不發不泄。則濕氣外溢肉潰
皮坼而水血交流少陰司天之政。歲宜鹹以耎之。
而調其上。甚則以苦發之。以酸收之而安其下甚
則以苦泄之。厥陰司天之政。歲宜以辛調之。以酸
潤之。 纂經旨

歲以陽爲首。正正也。寅引也。少陽之氣始於泉下。引
陽升而在天地人之上。即天之分。五穀草木皆甲
拆於此時也。至立夏少陰之火熾於太虛。則草木
盛茂。垂枝布葉乃陽之用陰之體此所謂天以陽

生陰長經言歲半以前天氣主之在乎升浮也至秋而太陰之運初自天而下逐陰降而徹地則金振燥令風厲霜飛品物咸殞其枝獨在若乎毫毛至冬則少陰之氣復伏於泉下水冰地坼萬物周密陰之用陽之體也此所謂地以陽殺陰藏經言歲半以後地氣主之在乎降沉也

飲食入胃而精氣先輸脾歸肺上行春夏之令以滋養周身乃清氣爲天者也升已而輸膀胱行秋冬之令爲傳化糟粕轉味而出乃濁陰爲地者也

若夫順四時之氣起居有時以避寒暑飲食有節及不暴喜怒以頤神志常欲四時均平而無偏勝則安不然損傷脾胃真氣下溜或下泄而久不能升是有秋冬而無春夏乃生長之用陷於殞殺之氣而百病皆起或久升不降亦病焉　王安道

天元紀大論等篇以年歲之支干分管六氣益已失先聖之旨矣年歲之支干天下皆同且通四時不變也天氣之溫暑寒凉民病之虛實衰旺東西南北之殊方春夏秋冬之異候豈有皆同之理此其

妄誕。蓋不待深論而可知也。近世傷寒鈐法。則以得病日之干支為主。其源亦出於此。決不可用。蓋金木水火土之氣。各主一時。當時則為主氣。為司天。非其時而有其氣。則為客氣。與時正相反者。則謂在泉。為其氣伏於黃泉之下而不見也。治療之法。用熱遠熱。用寒遠寒。所謂必先歲氣。毋伐天和。也。春時木氣司天。則四方皆溫。夏時火氣司天。則四方皆熱。夏秋之交土氣司天。則四方皆濕。秋則皆涼。冬則皆寒。民病往往因之。此則理之易見者

也其有氣與時相反者則所謂客氣者也故治療之法亦有假者反之之說觀此則運氣之說思過半矣。何柏齋

足相火屬膽配肝主血者也手相火屬三焦配腎之命門主精者也肝與命門皆屬風木木中有火則精血之中有熱氣也然精血體潤水也火與水相守故不發至發而爲熱則皆精血將枯之所致也譬木枯則火易焚耳故相火發者難治今虛勞骨蒸之病皆相火發熱之證也小水不能滅大火法

當補陰則熱自退何柏齋論丹谿相火主動等悞
人之臟腑以脾胃爲土蓋人之飲食皆入於胃而運
以脾猶地之土也然脾胃能化物與否實由於水
火二氣非脾胃所能也火盛則脾胃燥水盛則脾
胃濕皆不能化物乃生諸病水腫之證蓋水盛而
火不能化也火衰而不能化水故水之入於脾胃
皆滲入血脉骨肉血亦化水肉發腫脹皆自然之
理也導其水使水氣少減復補其火使二氣平和
斯病去矣丹溪謂脾失運化由肝木侮脾乃欲清

心經之火使肺金得令以制肝木則脾土全運化之職水自順道乃不爲龐其詞迂而不切何栢齋

夫陽常有餘陰常不足者在天地則該乎萬物而言在人身則該乎一體而言非直指氣爲陽而血爲陰也經曰陽中有陰陰中有陽正所謂獨陽不生獨陰不長是也姑以治法兼證論之曰氣虛者氣中之陰虛也治法用四君子湯以補氣中之陰曰血虛者血中之陰虛也治法用四物湯以補血中之陰曰陽虛者心經之元陽虛也其病多惡寒責

其無火治法以補氣藥中加烏附等藥甚者三建湯正陽散之類曰陰虛者腎經之真陰虛也其病多壯熱責其無水治法以補血藥中加知母黃柏等藥或大補陰丸滋陰大補丸之類夫真水衰極之候切不可服烏附等補陽之藥恐反助火邪而爍真陰元陽虛甚之軀亦不可投芎苓等辛散淡滲之劑恐反開腠理而泄真氣昧者謂氣虛即陽虛止可用四君子斷不可用芎辛之屬血虛即陰虛止可用四物决不可用參芪之類殊不知血脫

益氣古聖人之法也血虛者須以參芪補之陽生陰長之理也惟真陰虛者將爲勞極參芪固不可用恐其不能抵當而反益其病耳非血虛者之所忌也如明醫雜著謂血病治氣則血愈虛耗又曰血虛誤服參芪等甘溫之藥則病日增服之過多則死不治何其不達理耶　虞天民

西北二方在人爲腎水肺金所居之地二藏常恐其不足東南二方在人爲肝木心火所居之位二藏常恐其有餘難經曰東方實西方虛寫南方補北

方即此之義也夫腎水既實則陰精時上奉於心肺故東方之木氣不實而西方之金氣不虛此子能令母實使金得以平木也是故水日以盛而火日以虧此陰精所奉於上而令人壽延也若夫腎水一虛則無以制南方之心火故東方實而西方虛其命門與胞絡之相火皆挾心火之勢而來侮所不勝之水使水日虧而火日盛此陽精所降於下故令人壽折也虞天民

祭西山脈經有論三焦篇後引禮運記曰上焦若

竅中焦若編下焦若瀆然未曾發明其義新安孫景思氏因推其義而解之曰上焦若竅竅者竅漏之義可以通達之物必是胃之上脘經曰上焦在胃之上口主納而不出是也中焦若編編者編絡之義如有物編包之象胃之外有脂如網包羅在胃之上以其能磨化飲食故脉訣云膏凝散半斤者此也是必脾之大絡此爲中焦經曰主腐熟水穀是也下焦若瀆瀆者溝瀆之義可以決瀆可以傳導乃是小腸之下曰闌門泌別水穀自此而分

清濁之所此爲下焦經曰在膀胱上口主瀉而不藏又曰主出而不納又曰下焦爲傳化之府又曰三焦爲水穀之道路氣之所終始也蓋水穀之所入自上而中自中而下至於糟粕轉輸傳道而下一無底滯如此尤可表其爲有形明矣所謂形者非謂藏府外別生一物不過指其所而爲形耳按蔡西山據禮運記而言白虎通性情篇瀝亦作編二說安得俱誤恐瀝與編殆相似而訛之耳 俞子容

近時醫者多執前人肝常有餘腎常不足之說往往

舉手便用乎肝之劑援聖濟經云原四時之所化始於木究十二經之所養始於肝女子受娠一月是厥陰肝經養之肝者乃春陽發動之始萬物生長之源故戒怒養陽使先天之氣相生於無窮所以肝主色氣和則體澤氣傷則枯槁故養肝戒忿是攝生之切要也不可泥前說俞子容

甲乙經曰丈夫以右為命門左為腎女子以左為命門右為腎無求子曰男子先生右腎女子先生左腎是以命門為子宮左腎為血海張潔古云男女

皆左爲腎右爲命門男子主藏精者氣海也女子主繫胞者血海也所生者異受病則一也此說當爲定論。俞子容以衝爲血海

虛者補之實者瀉之雖三尺童子皆知之矣至於五實五虛豈可與泛泛虛實同藥哉夫一身猶一國也如尋邑百萬圍昆陽此五實證也故蕭王親犯中堅而督戰如河內饑而又經火災此五虛證也故汲黯不避矯詔而發倉此可與達權通變者論不可與貪常嗜瑣者說也夫五實爲五藏俱太過

五虛爲五藏俱不及内經言此二證皆死非謂必死也謂不救則死救之不得其道亦死也其下復言漿粥入胃則虛者活身汗後利則實者活此兩言自是前二證之治法也後人只以之斷驗死生見虛者漿粥不入實者汗利俱閉便委之死地豈不謬哉夫漿粥入胃而不注泄則胃氣和胃氣和則五虛皆實也是以生也汗以泄其表利以泄其裏併泄則上下通上下通則五實皆啓矣是以生也　張子和

虛損之微者眞火尚存服寒凉藥猶可虛損之甚者眞火已虧藥以寒凉豈能使之化爲精血以補其虛乎

虛損之證皆下寒上熱蓋所謂水火不交者也其重感於寒者則下焦作痛不感寒者則不痛至於上焦燥熱則一也上焦方苦煩熱得寒凉之藥則暫快遂以爲藥之功故喜服之不知寒凉之藥不久下注則下元愈寒火熱爲寒所逼上行則上焦復熱愈甚展轉反覆遂至沉錮而不可救是則以寒

涼補陰非徒無益而且有損士夫蓋陰受其害而不知也治之補以寒涼佐以溫熱補三佐二空心涼服所謂熱因寒用者也久則精生熱退而病愈矣何柏齋

經云陰虛生內熱奈何曰有所勞倦形氣衰少穀氣不盛上焦不行下脘不通胃氣熱熱氣熏胸中故內熱嗟夫此內傷之說之原乎夫人身之陰陽有以表裏言者有以上下之分言者有以氣血言者有以身前身後言者有以臟腑言者有以升降呼

吸之氣言者餘如動靜語默起居之類甚多不必悉舉此所謂陰虛之陰其所指與數者皆不同蓋勞動之過則陽和之氣皆亢極而化爲火矣況水穀之氣又少入是故陽愈甚而陰愈衰矣此陰虛之陰蓋指身中之陰氣與水穀之味耳或以下焦陰陽爲言或以腎水眞陰爲言皆非也夫有所勞役者過動屬火也形氣衰少者非火食氣也穀氣不盛者勞傷元氣則少食而氣衰也上焦不行者清陽不升也下脘不通者濁陰不降也夫胃受水

穀故清陽升而濁陰降以傳化出入。滋榮一身也。今胃不能納。而穀氣衰少。則清無升而濁無降矣。故曰上焦不行。下脘不通。然非謂絕不行不通也。但此之平常無病時。則謂之不行不通耳。上不行下不通則鬱矣。鬱則少火皆成壯火。而胃居上焦下脘兩者之間。故胃氣熱。熱則上炎熏胸中。而爲內熱也。東垣所言。正與經旨相合。固宜引此段經文於內外傷辨。以爲之主。乃反不引此。却謂火乘土位。此不能無疑者也。又經曰勞者溫之。溫者養也。

東垣以爲温凉之温。謂宜温藥以補元氣而瀉火邪。又改損者益之爲損者温之。又以温能除大熱爲内經所云。而徧考内經並無此語。亦不能無疑者也。然温藥之補元氣瀉火邪者。亦惟氣温而味甘者斯可矣。蓋温能益氣。甘能助脾而緩火。故元氣復而火邪息也。夫宜用温藥以爲内傷不足之治則可。以爲勞者温之之註則不可。苟以補之除之抑之舉之散之等語比類而觀焉。則其義自著矣。王安道婦人之於血也，經水蓄則爲胞胎，則蓄者自蓄，生者自生。及其産育爲惡露，則去者自去，生者自生。其醞而爲乳，則無復下滿而爲月矣。失血爲血家妄逆，産乳爲婦人常事，其去其生則一同也。失血家須用下劑破血，蓋施之於妄逆之初；亡血虛家不可下，蓋戒之於亡失之後。

人之登圊，辟辟有聲，勃勃如蟹沫狀者，咸以爲寒，非寒也，由腸胃中濁氣不得宣行也。滯下之裏急後重，及膀胱不利而癃者，下焦之火鬱而不伸也。二者頗關衝任督三經常見裏急後重者多連尾骶長彊如錐刺狀膀胱癃閉者臍下小腹逼迫而痛是皆下焦火鬱而六府濁氣相與糾鬱於衝任之分故也腸胃陽明燥金也下焦少陽相火也後重之用木香檳榔行燥金之鬱也癃閉之用知母黄栢散相火之熾也

凡傷寒家服藥後身熱煩燥發渴冒瞀脉兩手忽伏而不見惡寒戰慄此皆陰陽氣亂正邪相爭作汗之徵也姑宜靜以待之不可因而倉皇及至錯誤

厥陰是六經中一經之名厥自是諸證中一症之目也酒之氣暴如人身虛氣逆氣之暴酒得肉食則其氣相纏綿而不暴如人之虛氣逆氣得金石之劑沉墜則其氣亦纏綿而不暴所以然者在相纏綿也故金石之纏綿在氣不在質惟其氣相得而纏綿故其勢亦不得不與之纏綿也世人但知金石藥墜氣而不知所以墜氣之義也東垣家則用質陰味厚以沉降之蓋氣陽質陰陰陽相遇則自然相得而不升走亦金石纏綿之義歟

凡數一為奇二為偶三為參五為伍如是則有統紀而無錯亂醫書論脉云參伍不調蓋謂參不成參伍不成伍大小不均疎數不等錯亂而無紀也黄發有陰陽天五之土為火所焚陽黄也地二之火為水所溺陰黄也

劉河間為補瀉脾胃之本者蓋以脾胃中和之氣也燥其濕則為瀉潤其燥則為補

火多水少為陽實陰虚其病為熱水多火少為陰實陽虚其病為寒也

心肺爲藏陰也以通行陽氣而居上陰體而陽用也大腸小腸爲府陽也以傳陽氣而居下陽體而陰用也

肥人濕多瘦人火多濕多肌理縱外邪易入火多肌理緻外邪難侵濕多中緩少内傷火多中燥喜内傷

人首尊而足卑天地定位也脾肺相爲母子山澤通氣也肝膽主怒與動雷風之相薄也心高腎下水火不相射也八卦相錯而人亦肖之妙哉易也

鬱者結聚而不得發越。當升者不得升。當降者不得降。當變化者不得變化。所以傳化失常而六鬱之病見矣。氣鬱者胸脇痛。濕鬱者周身疼。或關節痛遇陰寒則發。痰鬱者動則氣喘。寸口脉沉滑。熱鬱者昏瞀。小便赤。脉沉數。血鬱者四肢無力。能食。食鬱者噯酸。腹飽不能食。左寸脉和平。右寸脉緊盛。俱滑伯仁

設有人焉。正已奪而邪方盛者。將顧其正而補之乎。抑先其邪而攻之乎。見有不的。則死生係之。此其

所以宜慎也夫正者本也邪者標也若正氣既虛則邪氣雖盛亦不可攻蓋恐邪未去而正先脫呼吸變生則措手無及故治虛邪者當先顧正氣正氣存則不致於害且補中自有攻意蓋補陰即所以攻熱補陽即所以攻寒世未有正氣復而邪不退者亦未有正氣竭而命不傾者如必不得已亦當酌量緩急暫從權宜從少從多寓戰於守斯可矣此治虛之道也若正氣無損者邪氣雖微自不宜補蓋補之則正無與而邪反盛適足以藉寇兵

而資盜糧故治實證者當直去其邪邪去則身安但法貴精專便臻速効此治實之道也要之能勝攻者方是實證實者可攻何慮之有不能勝攻者便是虛證氣去不返可不寒心此邪正之本末有不可不知也惟是假虛之證不多見而假實之證最多也假寒之證不難治而假熱之治多誤也然實者多熱虛者多寒如丹溪曰氣有餘便是火故實能受寒而余續之曰氣不足便是寒故虛能受熱世有不明眞假本末而曰知醫者則未敢許也

治其王氣者謂病有陰陽氣有衰王不明衰王則治之反甚如陽盛陰衰者陰虛火王也治之者不知補陰以配陽而專用苦寒治火之王豈知苦寒皆沉降沉降則亡陰陰愈亡則火愈盛故服寒反熱者陰虛不宜降也又如陽衰陰盛者氣弱生寒也治之者不知補陽以消陰而專用辛溫治陰之王豈知辛溫能耗散耗散則亡陽陽愈亡則寒愈甚故服熱反寒者陽虛不宜耗此無他皆以專治王氣故其病反如此○又如夏令本熱而伏陰在內

故毎多中寒冬令本寒而伏陽在内故毎多内熱設不知此而必欲用寒於夏治火之王用熱於冬治寒之王則有中寒隔陽者服寒反熱中熱隔陰者服熱反寒矣是皆治王之謂而病之所以反也

氣有外氣天地之六氣也有内氣人身之元氣也氣失其和則爲邪氣氣得其和則爲正氣亦爲眞氣但眞氣所在其義有三曰上中下也上者所受於天以通呼吸者也中者生於水穀以養營衞者也下者氣化於精藏於命門以爲三焦之根本者也

故上有氣海曰膻中也其治在肺中有水穀氣血之海曰中氣也其治在脾胃下有氣海曰丹田也其治在腎人之所賴惟此氣耳氣聚則生氣散則死故帝曰氣內爲寶此誠最重之辭醫家最切之旨也即如本篇始末所言及終始等篇皆惓惓以精氣重虛爲念先聖惜人元氣至意於此可見奈何今之醫家但知見病治病初不識人根本凡天下之理亦焉有根本受傷而能無敗者伐絕生機其誰之咎

諸風掉眩皆屬於肝矣若木勝則四肢強直而爲掉風動於上而爲眩脚土受邪肝之實也若木衰則血不養筋而爲掉氣虛於上而爲眩金邪乘木肝之虛也又諸痛癢瘡瘍皆屬於心若火盛則熾熱爲癰心之實也陽衰則陰勝爲痛心之虛也五藏六府虛實皆然故本篇首言盛者寫之虛者補之末言有者求之無者求之盛者責之虛者責之盍既以氣宜言病機矣又特以盛虛有無四字貫一篇之首尾以盡其義此正先聖心傳精妙所在最爲

喫緊綱領奈何劉完素未之詳審略其顛末獨取其中一十九條演爲原病式皆偏言盛氣實邪且於十九條中凡歸重於火者十之七八至於不及虛邪則全不相顧又曰其爲治者但當寫其過甚之氣以爲病本不可反誤治其兼化也立言若此虛者何堪故樓氏指其治法之偏誠非過也

如太陰雨化施於太陽太陽寒化施於少陰少陰熱化施於陽明陽明燥化施於厥陰厥陰風化施於太陰凡溼勝在我者我之實也實者真邪也反勝

在彼者我之虛也虛者假邪也此六氣之虛實即所謂有無也然天地運氣雖分五六而陰陽之用水火而已故陽勝則陰病陰勝則陽病寫其盛氣責其有也培其衰氣責其無也求得所本而直探其顛則排難解紛如拾芥也設不明逆順盈虛之道立言之意而膠執不移所謂面東者不見西牆面南者不覩北方察一曲者不可與言化察一時者不可與言大未免實實虛虛遺人害矣

十二難曰經言脉不滿五十動而一止一藏無氣者

何藏也然人吸者隨陰入呼者因陽出今吸不能至腎至肝而還故知一藏無氣者腎氣先盡也然則五藏和者氣脈長五藏病者氣脈短觀此一藏無氣必先乎腎如下文所謂二藏三藏四藏五藏者當自遠而近以次而短則由腎及肝由肝及脾由脾及心由心及肺故凡病將危者必氣促似喘僅呼吸於胸中數寸之間蓋其真陰絶於下孤陽浮於上此氣短之極也醫於此際而尚欲平之散之未有不隨撲而滅者良可哀也夫人之生死由

乎氣氣之聚散由乎陰而殘喘得以尚延者賴一綫之氣未絶耳此藏氣之不可不察也

浮沉遲數滑濇即此六者之中而復有大相懸絶之要則人多不能識也夫浮爲表矣而凡陰虚者脉必浮而無力是浮不可以槩言表可升散乎沉爲裏矣而凡表邪初感之甚者陰寒束於皮毛陽氣不能外達則脉必先見沉緊是沉不可以槩言裏可攻乎遲爲寒矣而傷寒初退餘熱未清脉多遲滑是遲不可以槩言寒可溫乎數爲熱矣而

凡虛損之候，陰陽俱虧，氣血敗亂者，脉必急數，愈數者愈虛，愈虛者愈數。是數不可以槩言熱，可寒凉乎？微細類虛矣，而痛極壅閉者，脉多伏匿，是伏不可以槩言虛，可驟補乎？洪弦類實矣，而眞陰太虧者，必關格倍常，是弦不可以槩言實，可消伐乎？夫如是者，是於綱領之中而復有大綱領者存焉。設不能以四診相參，而欲孟浪任意，則未有不覆人於反掌間者。此脉道之所以難言，毫釐不可不辨也。

陰陽形氣俱不足者調以甘藥甘之一字聖人用意
深矣蓋藥食之入必先脾胃而後五藏得禀其氣
胃氣强則五藏俱盛胃氣弱則五藏俱衰胃屬土
而喜甘故中氣不足者非甘温不可土强則金王
金王則水充此所以土爲萬物之母而陰陽俱虚
者必調以甘藥也雖至真要等論所列五味各有
補寫但彼以五行生克之理推衍而言然用之者
但當微兼五味而以甘爲主庶足補中如四氣無
土氣不可五藏無胃氣不可而春但微弦夏但微

鈞之義皆是也觀陰陽應象大論曰形不足者溫之以氣精不足者補之以味故氣味之相宜於人者謂之爲補則可若用苦劣難堪之味而求其能補無是理也氣味攻補之學倘不善於調和則動手便錯此醫家第一著要義

滑伯仁曰察脈須識上下來去至止六字不明此六字則陰陽虛實不別也上者爲陽來者爲陽至者爲陽下者爲陰去者爲陰止者爲陰上者自尺部上於寸口陽生於陰也下者自寸口下於尺部陰

生於陽也來者自骨肉之分而出於皮膚之際氣之升也去者自皮膚之際而還於骨肉之分氣之降也應曰至息曰止也

人迎候陽故一盛在少陽膽與三焦也二盛在太陽膀胱小腸也三盛在陽明胃與大腸也四盛已上者以陽脉盛極而陰無以通故曰格陽寸口候陰故一盛在厥陰肝與心主也二盛在少陰心與腎也三盛在太陰脾與肺也四盛已上者以陰脉盛極而陽無以交故曰關陰

二陽之病發心脾。二陽，陽明也，胃與大腸之脈也。腸胃有病，心脾受之。發心脾，猶言延及於心脾也。雖然脾胃爲合，胃病而及脾，理固宜矣。大腸與心本非合也，今大腸而及心，何哉？蓋胃爲受納之府，大腸爲傳化之府，食入於胃，濁氣歸心，飲入於胃，輸精於脾者，以胃之能納，大腸之能化耳。腸胃既病，則不能受，不能化，心脾何所資乎？心脾既無所資，則無以運化而生精血矣。故腸胃有病，心脾受之，則男爲少精，女爲不月矣。心脾當總言男女，不當

分別至隱曲未肯方可分説耳　王安道

咳嗽外感六淫鬱而成火必六淫相合內傷五藏相勝必五邪相併有此不同而中間又有斂散二法斂者謂收斂肺氣也散者謂解散寒邪也宜散而斂則肺寒邪一時斂住爲害非輕宜斂而散則肺氣弱一時發散而走泄正氣害亦非小且如感風咳嗽已經散之後其表虛復感寒邪虛邪相乘又爲喘嗽若欲散風則愈重而虛其肺若收斂則愈又滯其邪當先輕解漸次斂之肺不致虛邪不致

滯喘嗽自止矣　徐叔拱

內經曰一陰一陽結謂之喉痺王太僕註云一陰者手少陰君火心主之脉氣也一陽者手少陽相火三焦之脉氣也二火皆主脉並絡於喉氣熱則內結結甚則腫脹腫脹甚則痺痺甚而不通則死矣蓋手少陰少陽君相二火獨盛則熱結正絡故病且速也十二經中言嗌乾嗌痛咽腫頷腫舌本強皆君火爲之也惟喉痺急速相火之所爲也夫君火者猶人火也相火者猶龍火也人火焚木其勢

緩龍火焚木其勢速内經之言喉痺則咽與舌在
其間耳以其病同是火故不分也治喉痺之火
與救火同不容少待内經火鬱發之發謂發汗然
咽喉中豈能發汗故出血者乃發汗之一端也
酸者肝木之味由火盛制金不能平木則肝木自盛
故爲酸也如飲熱則酸矣或言吐酸爲寒者誤也
是以肝熱則口酸心熱則口苦脾熱則口甘肺熱
則口辛腎熱則口鹹或口淡者胃熱也胃屬戊土
爲物之母故胃爲一身之本淡爲五味之本然則

吐酸豈爲寒者歟。凡中酸法宜温藥散之者亦猶解表之義以使腸胃結滯開通怫鬱散而和也。若久酸不已則不宜温之宜以寒藥下之後以涼藥調之結散熱去則氣和也。劉河間論吐酸

仲景論少陰病熱極曰溲便遺失狂言目反視者腎先絶也。靈樞經曰腎主二陰然水衰虛而怫熱客其部分二陰鬱結則痿痺而神無所用故溲便遺失而不能止然則熱證明矣。劉河間論淋

衝任督三脉以帶脉束之因餘經上下往來遺熱於

帶脉之間血積不流火從金化而爲白乘少腹寃熱白物滿溢隨溲而下綿綿不絶多不痛也或有痛者則壅礙因壅而成痛也内經曰少腹寃熱溲出白液寃者屈滯也病非本經爲他經寃鬱而成此疾也　治濕利與治帶下皆不可驟用峻熱之藥燥之燥之則内水涸内水涸則必煩渴煩渴則小溲不利小溲不利則足腫面浮漸至不治

赤白痢者是邪熱傳於大腸下廣腸出赤白也帶下者傳於小腸入脬經下赤白也據此二證皆可

同治濕法治之以導水禹功丸瀉訖次以淡劑下心火益腎水下小溲分水道則自愈矣。子和論[illegible]下

木鬱達之達者通暢之也如肝性急怒氣逆胠脇或脹火時上炎治以苦寒辛散而不愈者則用升發之藥加以厥陰報使而從治之又如久風入中爲飱泄及不因外風之入而清氣在下爲飱泄則以輕揚之劑舉而散之凡此之類皆達之之法也雖然木鬱固有吐之之理今以吐字總該達字則是凡木鬱皆當用吐矣其可乎哉東垣謂食塞肺分

爲金與土旺於上而尅木○吐去其物以伸木氣○正
高者因而越之之義○恐不勞引木鬱之説以汨之
也○火鬱發之○發者汗之也○升舉之也○如腠理外
閉邪悪怫鬱則解表取汗以散之○又如龍火鬱甚
於内非苦寒降沉之劑可治○則用升浮之藥佐以
甘温順其性而從治之○使勢窮則止○如東垣升陽
散火湯是也○土鬱奪之○奪者攻下也○劫而衰之
也○如邪熱入胃○用鹹寒之劑以攻去之○又如中滿
腹脹濕熱内甚○其人壯氣實者則攻下之○其或勢

甚而不能頓除者則刼奪其勢而使之衰又如濕
熱爲痢有非力輕之劑可治者則或攻或奪以致
其平凡此之類皆奪之之法也　金鬱泄之泄者
滲泄而利小便也疏通其壅也如肺金爲腎水上
源金受火爍其令不行源鬱而滲道閉矣宜肅清
金化滋以利之又如肺氣膹滿胸憑仰息非利肺
氣之劑不足以疏通之凡此之類皆泄之之法也
王註解表二字於理未當　水鬱折之折者禦也
伐而挫之也漸殺其勢也如腫脹之病水氣淫溢

而滲道以塞夫水之所不勝者土也今土氣衰弱不能制之故反受其侮治當實其脾土資其運化俾可以制水而不敢犯則滲道達而後愈或病勢既旺非土法所能遽制則用泄水之藥以伐而挫之或去菀陳莝開鬼門潔淨府三治備舉迭用以漸平之王氏所謂抑之制其衝逆正欲折挫其汎濫之勢也夫實土者守也泄水者攻也兼三治者廣略而決勝也雖俱爲治水之法然不審病者之虛實久近淺深雜焉而妄施治之其不傾踣者寡

矣
邪氣久客正氣必損今邪氣雖去苟不平調正氣使各安其位復其常猶未足以盡其妙故又曰然調其氣苟調之而其氣猶或過而未服則當益其所不勝以制之如木過者當益金金能制木則木斯服矣所不勝者所畏者也故曰過者折之以其畏也夫制物者物之所欲也制於物者物之所不欲也順其欲則喜逆其欲則惡今逆之以所惡故曰所謂瀉之王氏以鹹瀉腎酸瀉肝之類爲說未盡厥旨

王安道論五鬱

三焦取火能腐物之義火之性自下而上三焦者始於原氣由於中脘散於膻中皆相火之自下而上也其曰上焦主納而不出下焦主出而不納其納其出皆係乎中焦之腐熟焦之為義可見矣

厥陰太陽少氣多血太陰少陰少血多氣陽明氣血俱多少陽氣多血少男子婦人均有此氣血也男子多用氣故常氣不足女人多用血故血常不足所以男子病多在氣分婦人病多在血分世俗乃謂男子多氣女子多血豈不謬哉

邪氣盛則實精氣奪則虛二句爲病治之大綱其辭似顯其義甚微最當詳辨而辨之有最難者何也蓋實言邪氣實宜瀉也虛言正氣虛宜補也凡邪正相薄而爲病則邪實正虛皆可言也故主瀉者則曰邪盛則實當瀉也主補者則曰精奪則虛當補也各執一句茫無確見藉口文飾孰得言非是以至精之訓反釀莫大之害不知理之所在有必不可移易者奈時醫不能察耳余請析此爲四曰孰緩孰急其有其無也所謂緩急者察虛實之緩

急也無虞者急在邪氣去之不速留則生變也多
虛者急在正氣培之不早臨期無濟也微虛微實
者亦治其實可一掃而除也甚虛甚實者所畏在
虛但固守根本以先為己之不可勝則邪無不退
也二虛一實者兼其實開其一面也二實一虛者
兼其虛防生不測也總之實而誤補固必增邪猶
可解救其禍小虛而誤攻真氣忽去莫可挽回其
禍大此虛實之緩急不可不察也所謂有無者察
邪氣之有無也凡風寒暑濕火燥皆能增邪邪之

在表在裏在府在臟必有所居求得其本則直取之此所謂有有則邪之實也若無六氣之邪而病出三陰則皆情慾以傷內勞倦以傷外非邪似邪非實似實此所謂無無則病在元氣也不明虛實有無之義必至以逆爲從以標作本絕人長命損德多矣可不懼且慎哉

損分五臟而五臟所藏則無非精與氣耳夫精爲陰人之水也氣爲陽人之火也水火得其正則爲精爲氣水火失其和則爲熱爲寒此因偏損所以致

有偏勝故水中不可無火無火則陰勝而寒病生火中不可無水無水則陽病而熱病起但當詳辨陰陽則虛損之治無餘義矣如水虧者陰虛也只宜大補真陰切不可再伐陽氣火虛者陽虛也只宜大補元陽切不可再傷陰氣蓋陽氣不足而復伐其陰陰亦損矣陰已不足而再傷其陽陽亦亡矣夫治虛治實本自不同實者陰陽因有餘但去所餘則得其平虛者陰陽有不足再去所有則兩者俱敗其能生乎故治虛之要凡陰虛多熱者最

嫌辛燥，恐助陽邪也；尤忌苦寒，恐伐生氣也。惟喜純甘壯水之劑，補陰以配陽，則剛為柔制，虛火自降而陽歸乎陰矣。陽虛多寒者，最嫌凉潤，恐助陰邪也；尤忌辛散，恐傷陰氣也。只宜甘溫益火之品，補陽以配陰，則柔得其主，沉寒自斂而陰從乎陽矣。是以氣虛者宜補其上，精虛者宜補其下，陽虛者宜補而兼煖，陰虛者宜補而兼清，此固陰陽之治辨也。其有氣因精而虛者，自當補精以化氣；精因氣而虛者，自當補氣以生精。又如陽失陰而離者非補陰何以收散亡之氣水失火而敗者非補火何以甦隨絶之陰此又陰陽相濟之妙用也故善補陽者必於陰中求陽則陽得陰助而生化無窮善補陰者必於陽中求陰則陰得陽升而泉源不竭故以精氣分陰陽則陰陽不可離以寒熱分陰陽則陰陽不可混此又陰陽邪正之離合也知陰陽邪正之治則陰陽和而生道得矣

本神篇曰心怵惕思慮則傷神神傷則恐懼自失邪氣藏府病形篇曰憂愁恐懼則傷心口問篇曰悲

哀憂愁則心動，心動則五藏六府皆搖，可見心爲五藏六府之大主，而總統魂魄，兼該志意。故憂動於心則肺應，思動於心則脾應，怒動於心則肝應，恐動於心則腎應，此所以五志惟心所使也。設能善養此心，而居處安靜，無爲懼懼，無爲欣欣，婉然從物而不爭，與時變化而無我，則志意和，精神定，悔怒不起，魂魄不散，五藏俱寧，邪亦安從奈我何哉。

人知陰虛惟一，而不知陰虛有二，如陰中之水虛則病在精血陰中之火虛則病在神氣益陽衰則氣去故神志爲之昏亂非火虛乎陰虧則形壞故肢體爲之廢弛非水虛乎今以神離形壞之證乃不求水火之源而猶以風治鮮不危矣試以天道言之其象亦然凡旱則多燥燥則多風是風木之化從乎燥燥則陰虛之候也故凡治類風者專宜培補真陰以救根本使陰氣復則風燥自除矣然外感者非曰絕無虛證氣虛則虛也內傷者非曰必無實證有滞則實也治虛者當察其在陰在陽而

直補之治實者但察其因痰因氣而暫開之此於內傷外感及虛實攻補之閒最當察其有無微甚而酌其治也甚至有元氣素虧猝然仆倒上無痰下失禁瞑目昏沉此厥竭之證尤與風邪無涉使非大劑參附或七年之艾破格挽回又安望其復眞氣於將絕之頃哉倘不能察其表裏又不能辨其虛實但以風之爲名多用風藥不知風藥皆燥燥復傷陰風藥皆散散復傷氣以內傷作外感以不足爲有餘是促人之死也

五藏失治皆爲心痛刺治分經理甚明悉至若舍鍼用藥尤宜察此詳義蓋腎心痛者多由陰邪上衝故善瘈如從後觸其心胃心痛者多由停滯故胸腹脹滿脾心痛者多由寒逆中焦故其病甚肝心痛者多由木火之鬱病在血分故色蒼蒼如死狀肺心痛者多由上焦不清病在氣分故動作則痛益甚若知其在氣則順之在血則行之鬱則開之滯則逐之火多實則或散或清之寒多虛則或溫或補之必眞心痛者乃不可治否則但得其本則

必隨手而應。其易如探囊也。

天之六氣。惟火有二。君者上也。相者下也。陽在上者。即君火也。陽在下者。即相火也。上者應離。陽在外也。故君火以明。下者應坎。陽在內也。故相火以位。火一也。而上下幽顯。其象不同。此其所以有辨也。然以凡火觀之。則其氣質上下。亦自有君相明位之辨。蓋明者光也。火之氣也。位者形也。火之質也。如一寸之燈。光被滿室。此氣之爲然也。盈爐之炭。有熱無燄。此質之爲然也。夫燄之與炭皆火也。然燄明而質暗燄虛而質實燄動而質靜燄上而質下以此証之則其氣之與質固自有上下之分亦豈非君相之辨乎是以君火居上爲日之明以昭天道故於人也屬心而神明出焉相火居下爲原泉之溫以生養萬物故於人也屬腎而元陽蓄焉所以六氣之序君火在前相火在後前者肇物之生後者成物之實而三百六十日中前後二火所王者止四五六七月共一百二十日以成一歲化育之功此君相二火之爲用也

六氣之分屬陰者三濕燥寒是也屬陽者三風熱而已使火無君相之化則陰勝於陽而殺甚於生矣此二火之所以必不可無也若因惟火有二便謂陽常有餘而專意抑之則伐天之和伐生之本莫此爲甚此等大義學者最當詳察

三陽所在其脉無不應者氣之盈也三陰所在其脉有不應者以陽氣有不及氣之虛也然三陰之列又惟少陰獨居乎中此又陰中之陰也所以少陰所在爲不應蓋亦應天地之虛耳豈君不主事之

謂乎。

五行勝復之理，不期然而然。天地萬物固無往而非五行，而亢害承制，又安往而不然哉。故求之於人，則五藏更相平也，五志更相勝也，五氣更相移也，五病更相變也。故火極則寒生，寒極則濕生，濕極則風生，風極則燥生，燥極則熱生，皆其化也。第承制之在天地者，出乎氣化之自然，而在人亦爲有之，則在挽回運用之得失耳。使能知其微，得其道，則把握在我，何害之有。設承制之盛衰不明，似是之眞假不辨則敗亂可立而待也。

故凡以太陽之人而遇流衍之紀以太陰之人而逢赫曦之紀強者有制弱者遇扶氣得其平何病之有或以強陽遇火則炎烈生矣陰寒遇水則冰霜及矣天有天符歲有歲會人得無人和乎

王荊公解痛利二字曰治法云諸痛爲實痛隨利減世俗以利爲下也假令痛在表者實也痛在裏者實也痛在血氣者亦實也故在表者汗之則愈在裏者下之則愈在血氣者散之行之則愈豈可以

利爲下乎宜作過字訓則可此說甚善已得治實
之法矣然痛證亦有虛實治法亦有補瀉其辨之
之法不可不詳凡痛而脹閉者多實不脹不閉者
多虛痛而拒按者爲實可按者爲虛喜寒者多實
愛熱者多虛飽而甚者多實飢而甚者多虛脉實
氣粗者多實脉虛氣虛者多虛新病壯年者多實
愈攻愈劇者多虛痛在經者脉多弦大痛在藏者
脉多沉微必兼脉證而察之則虛實自有明辨實
者可利虛者亦可利乎不當利而利之則爲害不

淺故凡治表虛而痛者陽不足也非溫經不可表虛而痛者陰不足也非養營不可上虛而痛者心脾受傷也非補中不可下虛而痛者脫泄亡陰也非速救脾胃溫補命門不可夫以溫補而治痛者古人非不多也惟近代薛立齋汪石山輩尤得之奈何明似丹溪而亦曰諸痛不可補氣局人意見豈良法哉

王節齋云脾土上應乎天亦屬濕化所以水穀津液不行即停聚而為痰飲也夫人之病痰火者十之

八九老人不宜速降其火虛人不宜盡去其痰攻之太甚則病轉劇而致危殆須以固元氣為本凡病推類而行之亦思過半矣昌按藥以勝病乃致脾胃不能勝藥猶不加察元氣一壞變症多端如脾虛而氣短不能以續變而似喘促尚用降氣定喘之藥如脾虛衞氣不行變而為浮腫尚用耗氣利水之藥如脾虛鬱滯變而作寒熱尚謂外感用發散之藥虛而益虛直令氣盡身亡全不悔禍復以此法施之他人展轉戕生可勝誅哉

小學有虛實分治之法謂疾病之生也皆因外感内傷生火生濕濕熱生痰四者而已審其少壯新病是濕則燥之是火則瀉之濕而生熱則燥濕而兼清熱火而生痰則瀉火而兼豁痰無餘蘊矣審其衰老久病又當攻補兼施如氣虛而有濕熱痰火則以四君子湯補氣而兼燥濕清熱豁痰瀉火如血虛而有痰火濕熱則以四物湯補血而兼瀉火豁痰清熱燥濕如此則攻補合宜庶乎可也故曰少壯新病攻邪可審老衰久病補益爲先若夫陰

虛火動脾胃衰弱真陰者水也脾胃者土也土雖喜燥然太燥則草木枯槁水雖喜潤然太潤則草木濕爛是以補脾滋腎之劑務在燥濕得宜隨證加減焉耳

小學有火濕分治之法謂肥人氣虛生寒寒生濕濕生痰瘦人血虛生熱熱生火火生燥故肥人多寒濕瘦人多熱燥也

治病分初中末三法初治之道法當猛峻緣病得之新暴當以疾利猛峻之藥急去之不使病邪久居

身中為害也。中治之道，法當寬猛相濟，為病得之
非新非久，當以緩疾得中，養正去邪，相濟而兼治
之。末治之道，法當寬緩，廣服平善無毒，用其安中
非血氣，俾邪自去。

治病有和取從折屬五法。一治曰和，假令小熱之氣，
當以涼藥和之。二治曰取，為熱勢稍大，當以寒藥
取之。三治曰從，為熱勢既甚，當以溫藥從之，或寒
因熱用，或寒以溫用，或以汗發之。四治曰折，謂病
勢極甚，當以逆制之，或以下奪之。五治曰屬，為求

其屬以衰之緣熱深陷在骨髓無法可出鍼藥所不能及故求其屬以衰之

昌按求屬之法內經明謂諸寒之而熱者取之陰熱之而寒者取之陽所謂求其屬也又謂大寒而甚熱之不熱是無火也當助其心大熱而甚寒之不寒是無水也當助其腎又謂取心者不必齊以熱取腎者不必齊以寒但益心之陽寒亦通行強腎之陰熱之猶可妙義精切若此本文揷入不通無着之語火衰於戌金衰於辰旨瞀後人今特正

之

治病有八要。八要不審。病不能去。非病不去。醫無可法之術也。故須辨審八要。庶不有誤。其一曰虛。五虛是也。脉細皮寒氣少泄瀉前後飲食不進此爲五虛。二曰實。五實是也。脉盛皮熱腹脹前後不通悶瞀此五實也。三曰冷。臟腑受其積冷是也。四曰熱。臟腑受其積熱是也。五曰邪。非臟腑正病也。六曰正。非外邪所中也。七曰內。病不在外也。八曰外。病不在內也。審此八要參以脉候病機。乃不至於有訣。

學士商輅云醫者意也如對敵之將操舟之工貴乎臨機應變方固難於盡用然非方則古人之心弗傳茫如望洋如捕風必有率意而失之者矣方果可以不用乎雖然方固良矣然必熟之素問以求其本熟之本草以究其用熟之診視以察其證熟之治療以通其變始於用方而終至於無俟於方夫然後醫之道成矣此論學醫用方最爲精切

栢齋三書云藥之治病各有所主主治者君也輔治

者臣也與君相反而相助者佐也引經及引治病之藥至於病所者使也如治寒病用熱藥則熱藥君也凡溫熱之藥皆輔君者也臣也然或熱藥之過甚而有害也須少用寒凉藥以監制之使熱藥不至爲害此則所謂佐也至於五藏六府及病之所在各須有引導之藥使藥與病相遇此則所謂使也餘病推此按栢齋此論乃用藥之權最爲精切舊謂一君二臣三佐四使爲定法此未可泥藥性論又以衆藥之和厚者定爲君其次爲臣爲佐

有毒者多爲使此說殊謬設若削堅破積大黃巴豆輩豈得不爲君耶。

晉時才人欲刊正周易及諸藥方先與祖訥共論訥曰辯釋經典縱有異同不足以傷風教至於湯藥小小不達便致壽夭所由則後人受弊不少何可輕以裁斷祖訥之言可謂仁矣今天下才士厲志醫藥正可入理深譚乃效齊人惟知管晏以陶氏六書竄入仲景成法後人受弊更當何如

夫醫者非仁愛之士不可託也非聰明達理不可任

也非廉潔淳良不可信也是以古之用醫必選
良其德能仁恕博愛其智能宣暢曲解能知天地
神祇之次能明性命吉凶之數處虚實之分定順
逆之節原疾病之輕重而量藥劑之多少貫微洞
幽不失細少如此乃謂良醫豈區區俗學能之哉
初學記

醫以活人爲務與吾儒道最切近自唐書列之技藝
而吾儒不屑爲之世之習儒者不過誦一家之成
說守一定之方以幸病之偶中不復深爲探索上

求聖賢之意以明夫陰陽造化之會歸又不能博極羣書採擇衆議以資論治之權變甚者至於盡棄古方附會臆見展轉以相迷而其爲患不少矣是豈聖賢慈惠生民之盛意哉昌按春秋時左氏譚醫理甚悉漢儒已不習醫太史公作倉公等列傳鮮所發明況其他乎其後如華元化傳寖涉妖妄醫脉之斷實儒者先斷之也有唐列之方技無足怪矣九靈山房文集所論醫者當博極羣書求聖賢之意旨明造化之會歸其屬望顧不大歟哉

叙明

醫之爲道非精不能明其理非博不能至其約[illegible]
前人立教必使之先讀儒書明易理素難本草脉
經而不少畧者何蓋非四書無以通義理之精微
非易無以知陰陽之消長非素問無以識病非本
草無以識藥非脉經無從診候而知寒熱虛實之
證[illegible]但示人畧舉其端而已後學必須會羣書之
長參所見而施治之然後爲可　醫學集成
正五音者必法師曠之律呂成方員者必法公輸之

規矩五音方員特末技耳尚取精於其事者況醫
爲人之司命不精則殺人今之患者不達此理委
命於時醫與自暴自棄甘於溝瀆何異故病有六
失失於不審失於不信失於過時失於不擇醫失
於不知病失於不知藥又史記云驕恣不論於理
一不治輕身重財二不治衣食不能適三不治陰
陽并藏氣不定四不治形羸不能服藥五不治信
巫不信醫六不治今時病家此其通弊矣 本集
[illegible]凡病人親友故舊交游來問疾其人曾不經

事未讀方書自騁了才詐作明能譚說異端或言是虛或道是實或云是風或云是氣紛紛謬說種種不同破壞病人心意不知孰是遷延未就時不待人欻然至禍此段情態今時尤甚 孫思邈

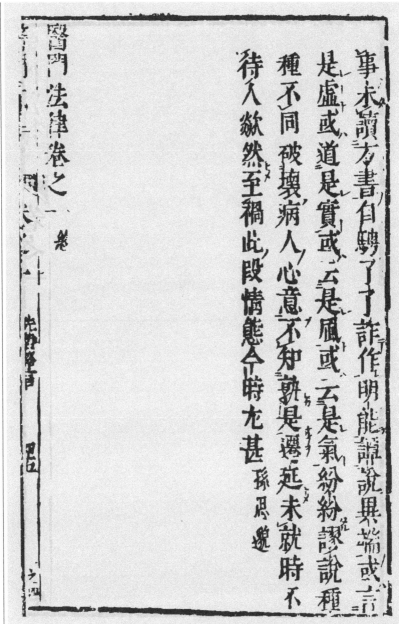

醫門法律卷之一 終

醫門法律　卷之一